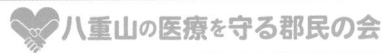

八重山病院 データで ムヌカンゲー

沖縄県立八重山病院
麻酔科医師
上原真人

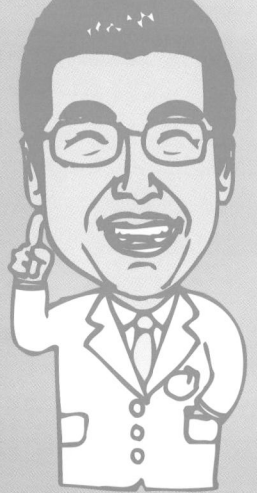

ボーダーインク

はじめに

　2010年11月に八重山毎日新聞紙に第1回の「データでムヌカンゲー」のコラムを掲載させていただいてから1年あまりが経ちます。この本はそのコラムに加筆・修正して新たにまとめたものです。
　「ムヌカンゲー」とは、沖縄の方言で「ものごと（ムヌ）」と「考え（カンゲー）」を合わせた言葉です。一言で共通語にするのは難しいですが、意訳すれば、「いろんなものを見て、聞いて、感じて、次に活かすための思考」のことです。

■　■　■

　八重山病院をはじめ六つの沖縄県の県立病院は2009年から経営改革を行っています。スペースの都合上、具体的な経営改革の内容は書けませんが、各県立病院の経常収支の黒字化を目標に改革を行っている最中です。2009〜2011年度の3年間の県立病院の経営改革の状況次第で、場合によっては県立病院の「独立行政法人化」も止むを得ない、という沖縄県の方針の中で改革を継続しています。改革の成果でなんとか2012年度からの「独立行政法人化」は回避できましたが、県立病院の経営はその中で働いている医療従事者だけでは良くならない、というのが私の考えです。つまり、県民の皆さんの協力も必要だということです。

■　■　■

　それでは「県民としてどんな協力ができるのか？」という疑問につながるかと思いますが、その答えは「こうすればいい」と一言で表せるほど単純なものではありません。県民ひとり一人が「どんなことができるか」を考えて、それを実践してもらうしかありません。そして「どんなことができるか」を考えるためには、その前に県立病院を知らなくてはいけません。その上で「県立病院を守らなければいけないのか」「県立病院を今後も存続させる意味があるのか」を考えてほしいのです。
　マスコミの記事には県立病院の話題が紹介されますが、県民の皆さんはあまりその中身を理解されていないのではないのでしょうか。八重山でもそんな感じがします。私は八重山病院で働く麻酔科医師ですが、八重山病

院の中身を少しでも八重山の住民の皆さんに知っていただこうとこのコラムを書き始めたのです。

コラムの内容は八重山病院のデータが中心ですが、中には沖縄県全体の、あるいは日本全体のデータもあります。また八重山病院のデータを通して沖縄県の県立病院全体、あるいは日本の病院全体の状況を知ることができるものと私は考えています。

■ ■ ■

2007年4月に、兵庫県丹波市に「子どもを守ろう、お医者さんを守ろう」をスローガンに活動しているグループが発足しました。その名は「県立柏原病院の小児科を守る会」。このグループは兵庫県立柏原病院の小児科の存続の危機を救った地域のお母さんたちのグループで、結局小児科だけでなく柏原病院そのものを存続させてしまいました。その地域のお母さんたちにとって柏原病院はなくてはならない病院だったからです。

私は八重山地域の医療を良くしたいと思って八重山病院で働いています。それが八重山の住民のためにもなると思うからです。そして八重山病院が八重山地域の住民になくてはならない病院であってほしいからです。

しかし、私一人では病院を良くすることはできません。私にできることは、八重山病院がその機能を果たせなくなったらどんな状況になるのかを予測し住民の皆さんに伝えることです。この本はその「伝える」という作業をしているつもりです。「八重山病院が頑張っていること」、「八重山病院はこんなに大変なんだということ」を伝えているつもりです。そしてそれは八重山病院だけではなく、沖縄県のそのほかの病院、日本全国の病院にもあてはまることだと思います。

この本を読んで、「県立病院は守る必要があるのか」、あるならば「誰が守るのか」「どうやって守るのか」などの答えを県民の皆さんがムヌカンゲーする材料に少しでもなっていただければ幸いです。

なお、本書中の文章表現、特に意見や感想の部分はあくまで私個人の私見であり、八重山病院とは無関係であることをこの場でお断りさせていただきます。

八重山病院の沿革と八重山地域医療の現状

　沖縄県立八重山病院は八重山諸島の石垣島の南側にある。八重山諸島は日本の南西に位置し、石垣島・与那国島を含め12の有人島がある。石垣市、竹富町、与那国町の3市町からなり、人口は合計54,179人（2010年4月末現在）。

　県立八重山病院は日本最南端、最西端の八重山諸島唯一の総合病院で、一般医療に加え、救急医療や訪問診療、訪問看護、離島巡回診療など多岐にわたる医療サービスを提供している。

　2011年12月末日現在、22の診療科があり、医師43人、看護師194人、その他委託の職員まであわせると合計417人の職員がいる。296のベッドがあり、一日の平均入院患者は約230人、一日の平均外来患者は約450人。

　有人離島の中で小浜島、波照間島、西表島の東部と西部の4か所には八重山病院の附属診療所があり、それぞれ医師と看護師、事務職員が1名ずつ赴任している。

　周辺離島の住民は、昼間は定期船に乗って八重山病院に通院しているが、昼夜を問わず入院を必要とする救急患者さんが発生すると、海上保安庁のヘリコプターで石垣島に運ばれる。

　医師の出身母体は、主に沖縄県立中部病院で研修を終えた医師と琉球大学医学部からの派遣医師、その他県外から赴任している医師がそれぞれ約三分の一ずつの割合となっている。看護師や技師、薬剤師などは沖縄県の六つの県立病院でローテーションしており、およそ3年ごとに転勤がある。

　そんな八重山病院の医療機能を維持するのに多種多様な問題があり、加えて沖縄県立病院として数年来の財政難の状態があるので、医師や看護師その他の職種も含めてその人材の確保が難しいという状況が慢性的に続いている。

　しかし応援の声も挙がっている。2011年3月3日に「八重山の医療を守る郡民の会」が、八重山の住民の有志をメンバーに誕生した。石垣市や竹富町、与那国町の首長もそれぞれ会員になっていただいている。この本の発刊も郡民の会に支援いただいた。

　また、この会は八重山病院だけでなく八重山全体の医療を住民の視点で考え、応援していこうとの趣旨だ。さらにこの会は医療だけでなく介護や福祉の面からもできることをやっていきたいと言っている。

　「ムヌカンゲー」とは…
　沖縄の方言。名詞。
　「ものごと（ムヌ）」と「考え（カンゲー）」を合わせた言葉。一言で共通語にするのは難しいが、意訳すれば、「いろんなものを見て、聞いて、感じて、次に活かすための思考」のこと。「する」をつけて「ムヌカンゲーする」で動詞になる。
　＊使用例
　「君はちゃんとムヌカンゲーしているか？いつも同じミスをしてばっかりだけど。」とか、「この映画はムヌカンゲーさせられることが多いね。」と使う。
　英訳すれば「Deep Thinking for Positive Feedback」。

八重山諸島

注）・離島間は航路距離を示す
・2010年4月末現在
・■は附属診療所所在地
・●は公立診療所所在地

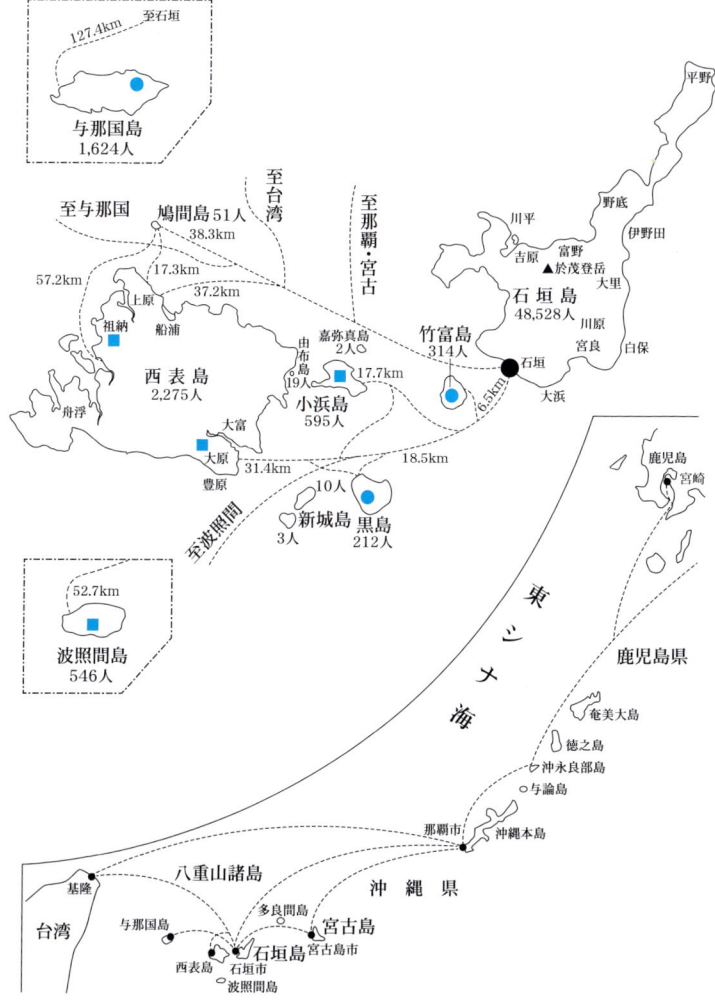

「データでムヌカンゲー」に期待

八重山の医療を守る郡民の会　会長　宮平康弘

　この度、県立八重山病院麻酔科医師、上原真人先生の「データでムヌカンゲー」を出版する運びとなりました。八重山諸島はアジアに最も近い日本の最南西端に位置する典型的な離島圏で、多くの有人・無人の島々が碧い空と美しい海に抱かれた地域です。約 53,000 人の郡民と、同時に年間 70 万人余が訪れる国内有数の観光地であり、最近では台湾をはじめとするアジアのお客様が増加を続け、約 7 万人が海外からのお客様という国際化が進む特異な島々でもあります。

　その中で八重山病院は住民や観光客の命を守る中核病院としての使命を担っております。医療をめぐる環境は近代化したとは言え十分ではなく、医療者の勤務条件には厳しいものがあります。最新の設備や機器の充実、医師や看護師・医療や介護従事者確保が常に最重要課題となっており、八重山の医療は関係者の献身的な努力で維持されているといっても過言ではありません。

　全国各地には医療崩壊の波が押し寄せていますが、八重山諸島も例外ではなく、平成 22 年度末の内科医大量退職に続き今回は平成 24 年度の産婦人科医師不在で石垣島ではお産が出来るところがなくなってしまうという事態に島中が大騒ぎになりました。その後、関係機関のご尽力で医師の派遣がなんとか実現して安堵しましたが、このように医療の安定には程遠く綱渡りの状態が続いているのが離島の実態であります。

　住民の命を守るためには行政任せにせず地域で出来る事がもっとあるのではないかという機運が高まり平成 23 年 3 月、30 団体、400 人余の個人が結集し、「八重山の医療を守る郡民の会」が発足しました。

　当会で出来る事は限られてはおりますが、①コンビニ受診を控えよう、②かかりつけ医を持とう、③全国並み医師数の確保、④地元出身医師の呼び戻しや人材育成、⑤八重山病院の新築、⑥医療関係者に感謝の気持ちを伝える事などを活動目標に事業展開を進めています。上原先生には常日頃から当会に的確なアドバイスをいただき本書「ムヌカンゲー」のデータは貴重な指針となっております。

　医療や介護の充実は離島住民にとって必要不可欠であり、島に生まれ、島で安らかに人生を終えるための絶対条件であり、医療の安定なくして住民の暮らしは成り立たず、島は荒廃し、観光産業をはじめ地域の発展はありません。本書は日本の離島における医療の実態を知る貴重な資料であり、地域医療の困難な問題を抱える地方の医療関係者のみならず、多くの市民の皆様の参考になるものと信じております。

2012 年 4 月

「データでムヌカンゲー」の出版にあたり

沖縄県病院事業局　病院事業管理者　伊江朝次

　沖縄県立八重山病院麻酔科部長の上原真人先生が地元八重山の新聞社に「データでムヌカンゲー」のコラムを連載するようになって1年余となり、集積されたデータとムヌカンゲーしてまとめた思いや、提言を一冊の本にして世間に送り出す機会を持つことができたことを心からお喜び申し上げます。

　本書の発刊は八重山病院職員にとっても、地域で医療サービスを受けている住民にとっても改めて八重山病院の医療の現状はどうか？今後はどのように改善すべきか？人材確保はどうあるべきか？ 狭隘で老朽化してアメニティーの悪い病院の改築・新築をどのように進めたらいいか等々、難題山積の離島医療問題を考える問題提起になったと考える次第であります。

　多くの医師にとっては医学的なデータを収集して整理し、学会や研究会で発表することはごく日常的に行われている当たり前のことであります。ただ病院で日々行われている診療の状況や、治療成績、病院管理や医療経済活動等のデータを収集・分析し、その結果を地域住民に提供し病院運営や地域医療のあり方を住民と共に考えていくことは、日々の診療で疲れた医師たちには頭では考えてもなかなか実行には移せないものです。

　また我々病院職員が日常よく目にするのは日々の業務の積み重ねで出来た1年間の業績を表す病院事業の損益計算書や、ある一定時期の病院事業の栄養状態を表す貸借対照表等であります。このような日常的に目にする機会の多い病院事業決算資料等とは異なり、上原先生が本書で提供したデータは病院活動を別の視点から観察し、県内や、県外のデータとも比較・検討した資料としてまとめており、地域医療を考える上で病院職員にとっても示唆に富んだ著書であると考えます。

　日常の診療で多忙な日々の合間を縫ってこのようなテーマに取り組んで多岐にわたるデータをまとめた上原先生の努力が八重山医療圏の地域医療の発展・向上に寄与することを願うとともに、沖縄県の他の県立病院にもこのような取り組みが波及して沖縄県の医療のさらなる改善に繋がるように祈っております。

2012年4月

はじめに　2
八重山病院の沿革と八重山地域医療の現状 ……………………… 4
「データでムヌカンゲー」に期待 …………………………………… 6
　　　　　　八重山の医療を守る郡民の会　会長　宮平康弘
「データでムヌカンゲー」の出版にあたり ……………………… 7
　　　　　　沖縄県病院事業局　病院事業管理者　伊江朝次

第一章　人の話 ……………………………… 11

ムヌカンゲー 1	医師ひとり当たりの救急患者診察数	12
ムヌカンゲー 2	八重山病院の医師数	14
ムヌカンゲー 3	八重山病院の看護師数	16
ムヌカンゲー 4	八重山病院における４月異動の医師数	18
ムヌカンゲー 5	沖縄県の麻酔科医師数	20
ムヌカンゲー 6	内科医の当直回数	22
ムヌカンゲー 7	八重山病院の心臓血管外科医師数	24
ムヌカンゲー 8	八重山病院手術室看護師の当番回数	26
ムヌカンゲー 9	職場体験をした高校生数	28

第二章　医療の話 ……………………………… 31

ムヌカンゲー 10	八重山病院の元日の出産数	32
ムヌカンゲー 11	八重山病院における未熟児率	34
ムヌカンゲー 12	内科外来のひとり当たりの診察時間	36
ムヌカンゲー 13	八重山病院の帝王切開数	38
ムヌカンゲー 14	八重山病院の帝王切開率	40
ムヌカンゲー 15	急性虫垂炎（盲腸）の年間手術症例数	42
ムヌカンゲー 16	外科の年間手術症例数	44

ムヌカンゲー 17	八重山病院の年間手術症例数	46
ムヌカンゲー 18	八重山病院手術室の癌の手術数	48
ムヌカンゲー 19	八重山病院の膝の人工関節手術数	50
ムヌカンゲー 20	全手術中の緊急手術の割合	52
ムヌカンゲー 21	県内主要病院の緊急手術の割合	54
ムヌカンゲー 22	八重山で減圧症を発症しやすいのは？	56
ムヌカンゲー 23	減圧症治療者数と治療回数	58
ムヌカンゲー 24	八重山病院のベッド数が地域全体に占める割合	60
ムヌカンゲー 25	二次医療圏八重山の県立病院割合	62
ムヌカンゲー 26	医師数において県立病院が占める割合	64
ムヌカンゲー 27	石垣島トライアスロンの医療班受診率	66
ムヌカンゲー 28	石垣島トライアスロンの医療班人数	68
ムヌカンゲー 29	八重山病院救急室の心肺停止の患者数	70
ムヌカンゲー 30	救急室受診に交通事故の占める割合	72
ムヌカンゲー 31	八重山病院救急室受診数	74
ムヌカンゲー 32	救急室からの入院率	76
ムヌカンゲー 33	小児科の準夜帯受診率	78
ムヌカンゲー 34	周辺離島からのヘリ患者搬送件数	80
ムヌカンゲー 35	他地域からの救急室搬送者数	82
ムヌカンゲー 36	八重山病院救急室の受診後帰宅率	84
ムヌカンゲー 37	石垣市消防の救急車出動回数	86
ムヌカンゲー 38	石垣市の救急車の現場到着時間	88
ムヌカンゲー 39	心肺停止患者の社会復帰者数	90

第三章　離島ならではの話 ……………… 93

ムヌカンゲー 40	八重山病院の血液製剤購入額	94
ムヌカンゲー 41	八重山病院の血液製剤廃棄額	96
ムヌカンゲー 42	八重山病院の生血使用量	98
ムヌカンゲー 43	石垣市民の市内の病院への入院率	100

ムヌカンゲー 44	石垣市民の市内の病院の利用率	102
ムヌカンゲー 45	八重山病院のひと月の電気料金	104
ムヌカンゲー 46	八重山病院のひと月の重油代	106
ムヌカンゲー 47	八重山病院のひと月の水道料金	108
ムヌカンゲー 48	医療廃棄物の一日平均重量	110
ムヌカンゲー 49	八重山病院の年間ゴミ処分費用	112
ムヌカンゲー 50	一手術あたりの麻酔器の値段	114
ムヌカンゲー 51	八重山病院職員の宿舎数	116
ムヌカンゲー 52	八重山病院の2009年度収益	118
ムヌカンゲー 53	八重山病院の2009年度費用	120
ムヌカンゲー 54	沖縄県立６病院の給与費	122
ムヌカンゲー 55	八重山病院の医療費未払い年額	124
ムヌカンゲー 56	病棟での患者さんと看護師の比	126
ムヌカンゲー 57	10対１看護体制病院の入院基本料	128

ムヌカンゲー 58　むすびにムヌカンゲー　　　　　　　130
1、25年で４倍に！ 年々増加中、石垣島の医療施設
2、ピーク時から３割も減少！ 八重山病院の患者数
3、専門性の高い医療の提供　本来の役割を果たせる存在へ
4、人材を簡単に増やせない！ 課題多き県立病院の今後

おわりに　142

第一章

人(ひと)の話

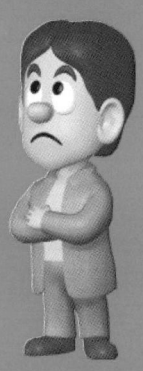

医師ひとり当たりの救急患者診察数

県立病院の年間の患者数と医師数(人) 2008年度
医師ひとり当たりの救急患者診療数(人)

		医療センター	中部病院	北部病院	宮古病院	八重山病院
患者数(のべ)	外来	159,028	206,651	132,952	112,668	130,984
	救急	35,485	30,794	16,833	14,233	19,142
	入院	146,492	185,628	100,639	93,419	89,291
全科医師総数(うち研修医)		154 (57)	175 (86)	53 (15)	39 (0)	35 (0)

- 医療センター: 230.4
- 中部病院: 176.0
- 北部病院: 317.6
- 宮古病院: 364.9
- 八重山病院: 546.9

546.9 人

　まずは八重山病院の医師は頑張っているという話。

　沖縄県立の総合病院は5病院ある。2008年度の1年間にその県立5病院で診た患者さんは外来・救急・入院の別で表の通りだが、単純に患者数を医師の人数で割って医師ひとり当たりに換算すると、圧倒的に八重山病院が多い。特に救急は日本でも救急病院として有名な中部病院の3.1倍の546.9人だ。外来と入院の患者さんも八重山病院は軒並み多い方で、少ない

第一章 人の話

人数で多くの患者さんを診ていることになる。そのため日々の業務量が多く、医師も看護師も疲れている。

全国的に医師不足、看護師不足が叫ばれているが、それ以上に八重山病院は足りない。増やす努力はしているが、定数が決まっているというシステムの問題と、そもそも八重山病院に来たがる人が少ない。

八重山病院に来たがらない理由は、主に2つあると私は考えている。一つはアメニティ。八重山は3ヶ月も住んでいるともう遊びに行くところがなくなってしまう。デパートもないし、映画館もない。そんな声をよく聞く。

もう一つは子供の教育問題。八重山は子供の学力が低いといって、単身で赴任してくる医師が多いので、短期間で八重山病院を退職してしまう。

一方で八重山出身で医師、看護師になった人は多くいるが八重山に戻ってくる人が少ない。現在、八重山病院の中で医師は2.5％、看護師は30％しか八重山出身の人がいない。せめて医師は20％、看護師は50％は地元出身の人がいた方がいいと思う。そして地域住民と職員が一丸となって八重山病院を「わったー病院（自分たちの病院）」として育て、かっこよくしたいと思う。

よもやま話

私は2001年11月から八重山病院で働いているが、2011年11月で満10年になる。八重山病院勤務年数でいうと医師の中で長いほうから6番目だ。

ちなみにこの10年間で看護部長は5人目、事務長は6人目になる。言い換えると、八重山病院の看護部長も事務部長も平均して2年ごとに変わっているということだ。

ムヌカンゲー 2　八重山病院の医師数

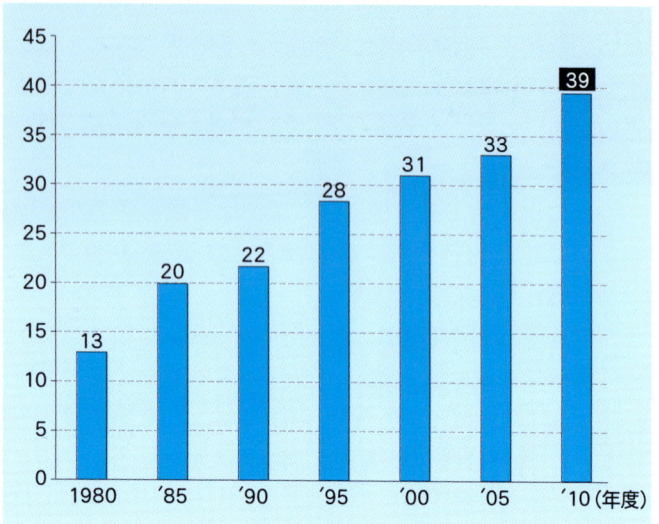

八重山病院の医師数（人）

39人

　1980年に石垣市大川に県立病院として誕生した八重山病院。その当時は13人の医師からスタートしている。それが30年経ち、2010年10月現在、39人にまで増えた。この人数で今日の八重山病院の機能を支えていると自負しているが、私はこれも諸先輩方の努力の賜物だと思う。80年代は中部病院などの県立病院の医師を中心に何とか維持し、厚生労働省の派遣医師制度で内地の方からの応援も多数あったと聞いている。

　1987年に琉球大学医学科が初の卒業生を輩出し、以後琉球

大学の各科医局から医師を派遣してもらって八重山病院の医療が成り立っている。ちなみに麻酔科は1991年福岡大学から1人派遣されて始まり、1996年から琉球大学からの派遣に変わり、1998年に2人体制になった。私は2001年11月から赴任しているが、私の前任者までは1年で交代していた。

2010年度は、琉球大学の第一内科を筆頭に整形外科、眼科、皮膚科、麻酔科、放射線科から計12人の医師が派遣されている。ほかに中部病院や南部医療センター等の県立病院から内科、外科、小児科、産婦人科に計16人、県外を中心にその他11人となっている。

一方、八重山病院では2008年4月に14人(36.8％)、2009年4月に17人(43.6％)、2010年4月には18人(46.2％)、2011年に4月には19人（46.3％）の医師が交代している。特に最近は1～2年で交代する医師の方が多いので、もう少し長期的に八重山病院で働ける医師が欲しい。

そのためには八重山出身の医師にも期待したい。

そして八重山の中高生には、10～20年後の八重山病院で活躍してほしいものだ。

第一章 人の話

よもやま話

　私は医学部学生の時に沖縄本島のある予備校で講師のアルバイトをしていた。そこで教えていた当時小学校6年生と先日、約20年ぶりに再会した。その子は丸刈りのかわいい子で、しかもかなり優秀。灘中学やラ・サール中学など有名私立中学校の算数の入試問題について自分が納得するまで質問を繰り返し、私に食ってかかってきたのを覚えている。

　その少年と再会したのだ。再会した場所は八重山病院の応接室。そう、彼は医師として働くために八重山病院に来たわけ。

　17ページへつづく。

ムヌカンゲー 3 八重山病院の看護師数

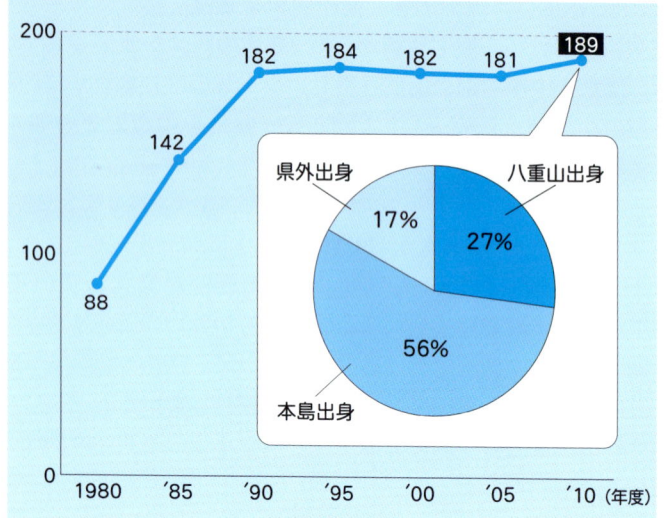

189人

　某生命保険会社が発表している「大人になったらなりたいものランキング」で、2010年に小学生女子の3位に入っているのが「看護師」。この企画は1989年から行っているそうで、看護師は定番で毎年上位に位置しているそうだ。

　2010年10月現在、八重山病院は189人の看護師が働いている。1980年、八重山病院がスタートした頃は今の半数以下の88人だったことを考えるとかなり増えた感じがする。しかし、当時と比べると患者さんの要求度がアップし、看護師その

ものの仕事内容が高度化、複雑化され、さらに最近は専門化も求められているので八重山病院でもまだ足りないくらいである。

189人中51人（27％）が八重山出身の看護師で、沖縄本島（106人：56％）と県外出身（32人：17％）の看護師を合わせると八重山出身以外の方がはるかに多い。

毎年4月には40～50人の異動がある。基本的には沖縄の県立病院の中で異動するのだが、異動してきたばかりの看護師は病院のシステムになれないため夜勤は任せられない。ひとつの病棟で約50人の入院患者さんを3人の看護師で見るため、何から何まで一人で仕事をこなせないといけないからだ。「○○はどこにありますか？」と相勤者にいちいち聞いていたら仕事にならない。そのため4月は異動しなかった看護師の夜勤の回数が多くなるので大変だ。

だから八重山病院の看護師は、せめて50％は八重山の人になってもらい、異動する人数を減らせたらいいと思う。

沖縄県をはじめ全国的にも叫ばれている医師不足と看護師不足。小学生はなりたがっているのにまだ足りないとは不思議な感じがする。確かに入院施設のある病院では夜勤もあるのでハードな仕事であるのは間違いない。でも素直な子供の目にはかっこよく映っているし、患者さんに感謝されるとうれしくなるいい仕事だと私も思うので、その夢を叶えてほしい。

よもやま話

約20年ぶりに再会した彼は、応接室で院長以下、職員にあいさつをしていた。私も呼ばれて自己紹介をしたが、そのとき彼に昔の面影は感じなかった。

しかし彼の名前を聞いて「ふんっ、どこかで聞いた名前だ」と思った。すぐさま頭の中のデータに検索をかけた。10秒後、ひとりの人物がヒットした。

19ページにつづく。

ムヌカンゲー 4 八重山病院における4月異動の医師数

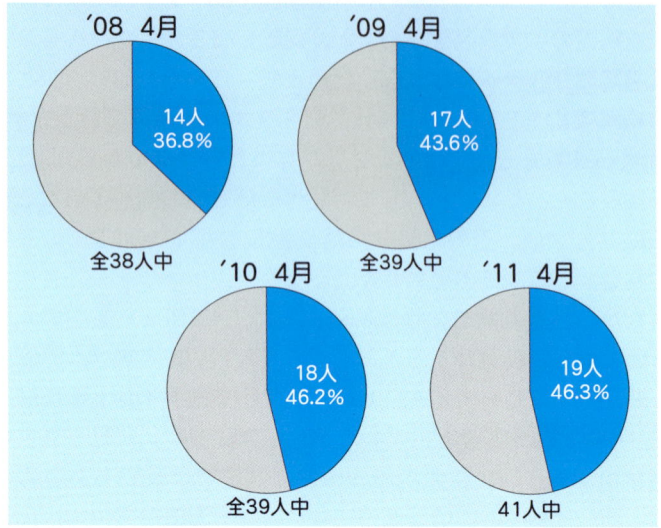

八重山病院における医師の異動数とその割合

19人／41人

　2011年4月の新年度に八重山病院から異動した医師は、41人中19人で、医師全体の46.3％にあたる。過去4年間の異動した医師は上記グラフの通り。最近は半数近い医師が毎年異動している。

　一方、今日現在いる医師41人のうち、4年前の2008年4月にも八重山病院にいた医師は私を含めて11人しかいない。4年で四分の三が入れ替わったことになる。

　これだけ医師が入れ替わるといろんな問題がある。例えば情

報伝達。病院によって細かなルールや決まりごとが異なる。ある日会議で「今日からこのルールで行います」と決めても、その時にいた医師にはそれなりに周知徹底できるが、4月に新しく赴任した医師に細かいルールを伝え続けるのが難しい。そしてそのルールが伝わらなかったために大きな無駄が発生したり、場合によっては患者さんに迷惑をかけたりする。

前年にも八重山病院で働いていて、そのルールを理解している医師が多ければそれなりに伝わるが、半数近くも医師が異動する八重山病院ではそのルールがうまく伝わらない。結局、「そんなの知らないよ」「初めて聞きました」ってことになる。

しかし異動が多いということは欠点だけでもない。日本でもトップレベルの医師が八重山病院に赴任することもある。これは患者さんにとっても良いことだ。前年まではできなかった非常に高いレベルの診療ができるようになる年もあるのだ。

例えば今年度、消化器内科のS医師は胃カメラや大腸カメラのプロだ。アメリカでその技術をトレーニングしてきたらしい。その医師が赴任してくれたおかげで、八重山病院で癌を発見して八重山病院で手術をした患者さんが増えている。石垣島内で癌診療が完結できるようになっているのだ。

まさに「ピンチはチャンス」の格言通りの場面もある。

よもやま話

「君、○○○っていう塾に通っていただろう?」と少し興奮して私が聞くと、彼の方が面くらってビックリしていた。それから数分後には、お互いいろいろな想い出の数々を記憶の彼方から引っ張り出していた。聞くと、彼の両親は石垣島出身だと言う。もちろん20年前の私は、彼に石垣の遺伝子があることを知らなかった。

当時、私は24歳、彼は12歳。あれから20年、そんな二人が今一緒に仕事をしている。

ムヌカンゲー 5 沖縄県の麻酔科医師数

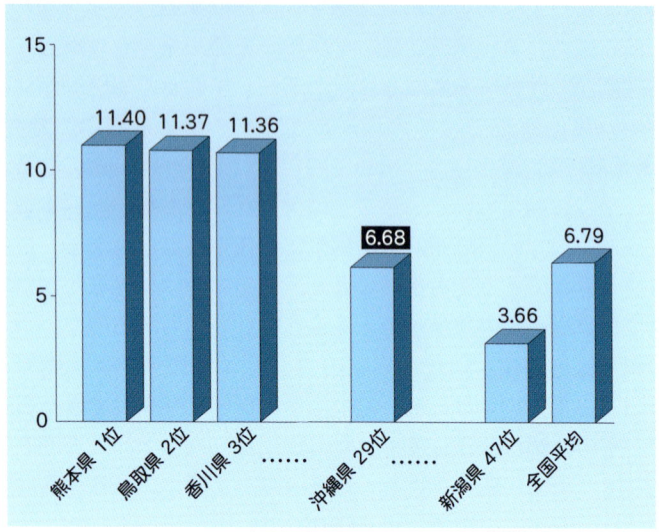

（資料：厚生労働省統計表データベースシステム 2006年）

6.68 人

沖縄県の麻酔科医の数は人数的には全国並みのようである。

麻酔科医とは、手術の際に患者の麻酔を行う医師のことをいう。医師免許があれば法律上は誰でも麻酔をかけることができる。しかし、病院やクリニックで麻酔科医と標榜するためには厚生労働省の許可が必要だ。その条件は麻酔科専門医のいる施設で麻酔を2年間研修することだ。

一方、麻酔科以外の科は厚生労働省の許可はいらない。つま

りどの科でも標榜することができるのだ。30年以上前は外科医などが自ら麻酔をかけて手術もすることが多かった。麻酔技術の進歩や訴訟リスクの増大などから1980年代から麻酔科医に任せるケースが増え、手術数そのものの増加とあわせてまだまだ麻酔科医は全国的にも不足していると言われている。

2006年には沖縄県の麻酔科医師数は6.68人。全国29位だが、八重山でも人口約50000人に対し3人(八重山病院2人、その他1人)の麻酔科医がいるので10万人あたりに換算すれば約6人となりやはり全国並みである。

日本麻酔科学会は認定医と専門医、指導医の認定制度を行なっているが、八重山病院は指導医の私がいるので日本麻酔科学会の認定施設でもある。学会は麻酔科医ひとり当たり年間300例が適正な件数としているが、八重山病院では2人で年間900件の麻酔を行なっている。

私は八重山病院で麻酔科医として働いて10年になるが、人数的に全国並みとはいえ日々の麻酔業務は楽ではない。考えてみると私の場合、麻酔以外の業務が同じくらいあるのでその辺が毎日忙しくしている原因かも。上を見ればキリがないが、沖縄県の1.7倍もいる熊本県くらい麻酔科医がいれば少しは楽になるかとも思うが、麻酔科だけ楽になっても本末転倒か。

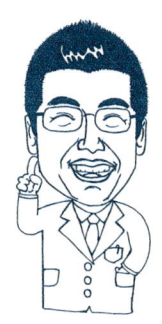

ムヌカンゲー 6 内科医の当直回数

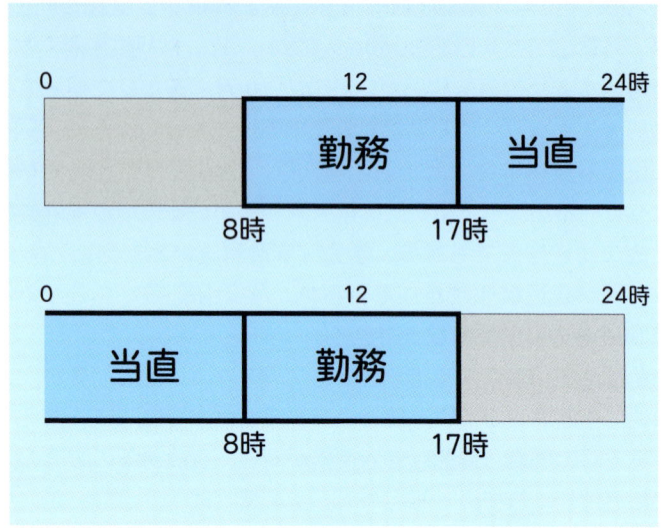

八重山病院の平日当直のタイムスケジュール

4.4 回 / 月

　八重山病院では毎日3人の当直医がいる。内科と外科、ICUの3人だ。内科当直は内科医だけで担当しているが、その内科医は2010年現在9人。9人で平日夜間の当直と土日祝祭日の日当直を行っている。一人平均4.4回/月、週に1回はやっている計算だ。しかも平日は通常勤務のあと当直をやり、その後も通常の勤務だ。つまり35時間ほど連続勤務ということになる。夜中の当直帯には平均して20人前後の患者さんが救急室を受診するので、当直医は仮眠もほとんどできない。もし、

当直中に入院した重症の患者さんがいれば、当直明けの勤務後も家に帰れないこともしばしばある。

　また、内科医にはそれぞれ消化器や循環器、呼吸器といった専門性もある。例えば腎臓の専門医が当直をしている時に心筋梗塞の患者さんが受診したとする。その患者さんに専門的な診断方法や治療方法が求められる場合は、昨晩が当直であっても循環器専門の内科医を呼び出す。そんな呼ばれ方で夜間に働くことも月に5、6回はある。つまり月に10日前後、3日に1日はちゃんとした睡眠がとれないということだ。したがって病院に呼ばれない日には睡眠に時間を費やし、プライベートな時間がなかなか持てない。

　特に専門医が1人しかいない診療科はどの科でも24時間365日、自分の専門領域の患者さんに対応しなければならないので、気の休まる時が少ない。

　真夏の深夜2時に日焼けで背中が痛いという酒に酔った患者さんがきた。話を聞くと、離島行きの船が強風で欠航したので石垣島のビーチで背中を焼いたという。夕食後あたりからヒリヒリしてきたので受診したらしい。

　そのような患者さんが夜中の2時に受診してきたら、読者のみなさんが当直医だったらどうしますか？

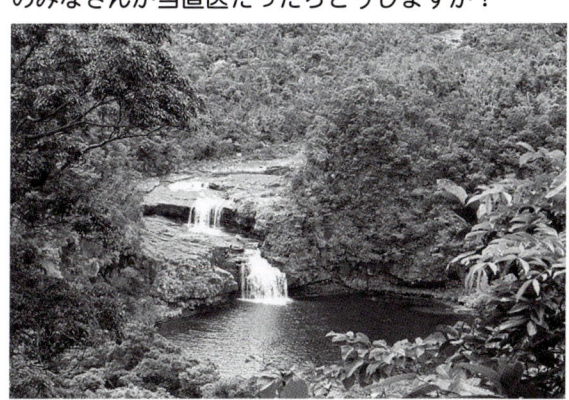

マリュウドの滝

ムヌカンゲー 7　八重山病院の心臓血管外科医師数

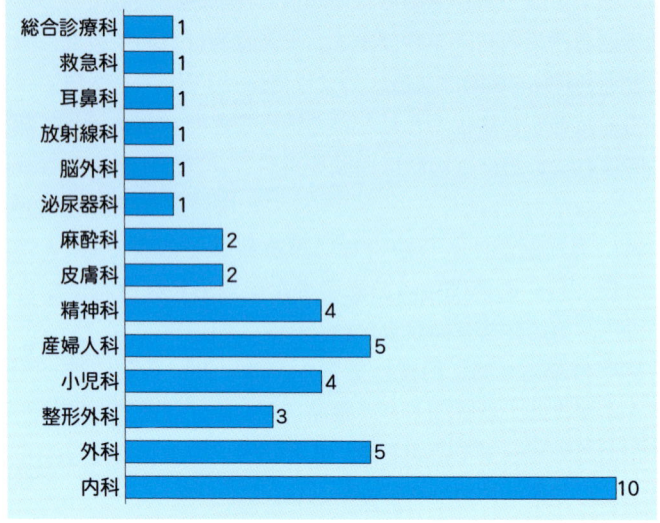

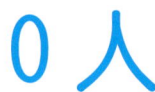

0 人

　先日、知人から質問を受けた。「私は西表に住んでいますが、父が心筋梗塞になった時、ヘリコプターで八重山病院に運ばれました。でも、その後心臓の手術が必要ということで、2、3時間のうちに、また自衛隊機で那覇の病院に運ばれたんです。八重山病院でなぜ心臓の手術ができないんですか？」という質問だった。

　心臓の手術は外科医であればできるというものではない。心臓手術を専門としている外科医を「心臓血管外科医」という。

左記のデータは 2011 年 9 月 1 日現在の八重山病院の各科別医師数である。外科医は 5 人いるが心臓血管外科医はいない。

心臓手術は人工心肺という特殊な機械を使うことが多い。手術をする時に心臓が動いていては、細かい作業ができない。だから細かい作業をしている時は心臓を止めて行うのだ。当然、心臓が止まったままだと脳などの臓器に血液を送れなくなる。そこで心臓が止まっている間に心臓の代わりに全身に血液を送る必要があるのだ。それを行う機械を人工心肺という。八重山病院には人工心肺がない。その理由は以下のようなことだ。

人口約 53,000 人の八重山で、先の質問のような患者さんは年間約十数人。およそ月に 1 人の割合になる。

私は以前、福岡県の K 病院で働いていた。日本で 3 番目に心臓手術を多く行なっている施設で、年間約 700 例の心臓手術があった。1 日に 2 例以上心臓手術を行っていたのだ。それくらいの症例を行っているから、毎日使う人工心肺も調子よく使えるのだ。個人的な意見だが、病院で心臓手術を行うのであれば年間 100 例くらいはやらないと、医師や看護師の技術も機械のメンテナンスも患者さんが満足するレベルを保てない。それくらい繊細なものなのだ。

そんな理由で八重山病院では心臓手術を行えない。

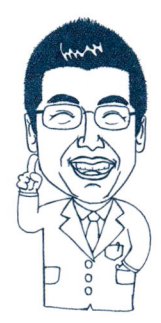

第一章 人の話

ムヌカンゲー 8

八重山病院手術室看護師の当番回数

八重山病院手術室看護師の当番表の例

	1	2	3	4	5	6	7	8	9	10	11	12	13	14	15
Aさん	◎				◎				◎				◎		
Bさん	◎				◎				◎				◎		
Cさん		◎				◎				◎				◎	
Dさん		◎				◎				◎				◎	
Eさん				◎				◎				◎			◎
Fさん				◎				◎				◎			◎
Gさん					◎				◎				◎		
Hさん					◎				◎				◎		

	16	17	18	19	20	21	22	23	24	25	26	27	28	29	30	31
Aさん		◎				◎				◎				◎		
Bさん		◎				◎				◎				◎		
Cさん			◎				◎				◎				◎	
Dさん			◎				◎				◎				◎	
Eさん				◎				◎				◎				◎
Fさん				◎				◎				◎				◎
Gさん	◎				◎				◎				◎			
Hさん	◎				◎				◎				◎			

4日に1回

八重山病院では年間およそ1400例前後の手術を行っているが、どの手術も医師だけではできない。一般的には、手術を行うには産婦人科の手術なら産婦人科医2人、麻酔科医1人、看護師2人の計5人が必要だ。

手術の際、看護師はメスや針やはさみを外科医にわたす看護

第一章 人の話

師と、手術の記録やガーゼ数・出血量などの測定を行なう看護師とに役割が分かれる。だからどうしても看護師は2人必要なのだ。

　平日朝8時から夕方5時までが通常勤務だが、それ以外の時間、いわゆる夜間や週末などの時間外に手術を行なうために看護師は当番制をしいている。八重山病院の手術室で働く看護師は9人。看護師長を除く8人で当番を交互に行っている。2人でペアを組むので4ペア、つまり4日に1回は当番が回ってくることになる。月にすると7、8回だ。夕方7時の夕食時でも、就寝中の真夜中の2時でも、週末の家族団らんの時でも、緊急手術が入ったら当番の看護師はすぐに病院に向かわなければいけない。平日、脳外科のように長い手術が入ると20時間程の連続勤務にもなる。

　ある看護師の子供が発熱などで急に当番を代わる必要がでてきても、前日あるいは前々日の夜間に緊急手術があれば、簡単に代わる別の看護師が探せない。また緊急手術が複数あれば、当番でなくても時間外に働かなければならない。その役割を担っているので当然ではあるが、当番ではないのに夜間も働くということはその家族にも負担がかかるということだ。主婦兼任の看護師が多いので、昨日も今日もお母さんが晩ごはんを作れない、ということもよくあるようだ。

　私はいろいろな病院で働いてきたが、八重山病院の手術室は、他の病院にも増して看護師とその家族の努力に支えられているように思う。

ムヌカンゲー 9 職場体験をした高校生数

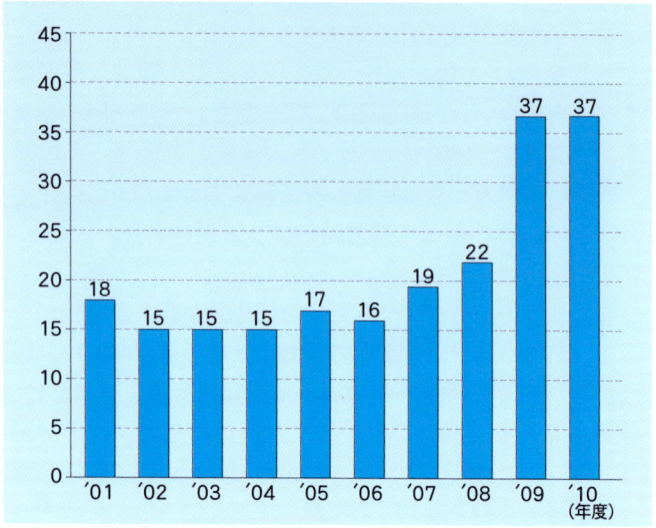

八重山病院で職場体験をした高校生の数(人)

年度	'01	'02	'03	'04	'05	'06	'07	'08	'09	'10
人数	18	15	15	15	17	16	19	22	37	37

211人／10年

　毎年5月12日は「看護の日」。これはかの有名なフローレンス・ナイチンゲールの誕生日でもあり、5月12日を含む週を看護週間と呼んでいる。八重山病院の看護部では看護週間にちなんで、毎年その時期に、八重山の高校生に看護師という職業の素晴らしさ、楽しさ、あるいは大変さを伝えている。高校からの要請である職場体験を受け入れ、数日間だが生徒たちは看護師と一緒に患者さんと接している。私は麻酔科医なので1時間程度しか時間はないが、手術室の中を紹介し、ちょっとだ

けお手伝いさせてもらっている。看護の素晴らしさ、楽しさ、大変さを耳学問だけではなく実際に体験してもらおうというわけ。2010年度に八重山病院で看護を体験した八重山の高校生は37人。上記のような看護部の活動も手伝ってか体験者も最近は増えていて、この10年間で211人にも及ぶ。中学生が見学にくることもある。聞くと看護師だけではなく助産師、保健師、介護などに興味があるようだ。

　約10年前、八重山高校の2年生が毎週土曜日の午後、手術室の近くの一室でガーゼをたたんでパックに入れるというボランティア活動をしていた。ある日、緊急帝王切開の手術があった。私はその高校生に「今から赤ちゃんが産まれるから見てたらいいよ」と声をかけた。その高校生は私に勧められるままに小さな窓越しに手術室の中をのぞく。産婦人科医は赤ちゃんを取り上げ、部屋には産声がひびく。助産師は赤ちゃんを受け取り、テキパキ働いている。

　彼女はその時の想いを次のように語っている。「あの時とても感動しました。ひとつの手術にこんなにたくさんの人がかかわっているんだなって思いました。絶対看護師になろうと誓いました」。その高校生は現在、看護師になって八重山病院で活躍している。

　こうやって職業を選んでいくのもまたイケている。

よもやま話

　石垣島にある八重山高校では同校卒業生が現役高校生に対して職業観を植え付ける目的で年に1回講演会を行っている。講演会の内容は、約20人の演者がそれぞれの職業におけるこだわりや苦労、やりがいなどを現役高校生に伝えているのだ。
　実は私も、八重山高校を卒業し、現在八重山病院で働いている看護師と2011年この講演会に参加したことがある。地元八重山高校の生徒に、将来、何とか八重山病院で働く看護師になってもらいたいからだ。看護師の楽しさ、やりがいを彼女と一緒に話したつもりだが、伝わっていればいいな。

よもやま話

　OECD（経済協力開発機構）が毎年とりまとめている加盟国の「臨床医密度（人口 1,000 人あたりの医師数）」が下記のグラフだ。（2009 年度調べ）加盟国 34 ヵ国中、日本は 29 位。1,000 人あたり 2.2 人しかおらず、下から 6 番目だ。

　八重山はトルコ並みの約 1.6 人で、沖縄県はほぼ日本の平均と同じ約 2.1 人。八重山にはもう少し医師が必要だ。

国	数	国	数
平均	3.1	オーストラリア	3.0
チリ	1.0	アイルランド	3.1
トルコ	1.6	フランス	3.3
韓国	1.9	エストニア	3.3
メキシコ	2.0	イタリア	3.4
ポーランド	2.2	イスラエル	3.4
日本	2.2	デンマーク	3.4
アメリカ	2.4	スペイン	3.5
スロベニア	2.4	ドイツ	3.6
カナダ	2.4	チェコ	3.6
ニュージーランド	2.6	スウェーデン	3.7
ルクセンブルク	2.7	アイスランド	3.7
フィンランド	2.7	スイス	3.8
イギリス	2.7	ポルトガル	3.8
オランダ	2.9	ノルウェー	4.0
ベルギー	2.9	オーストリア	4.7
スロベキア	3.0	ギリシャ	6.1
ハンガリー	3.0		

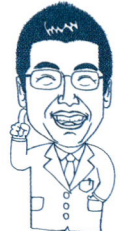

第二章

医療 の話

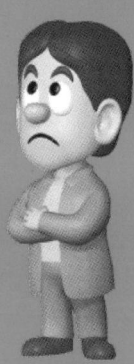

八重山病院の元日の出産数

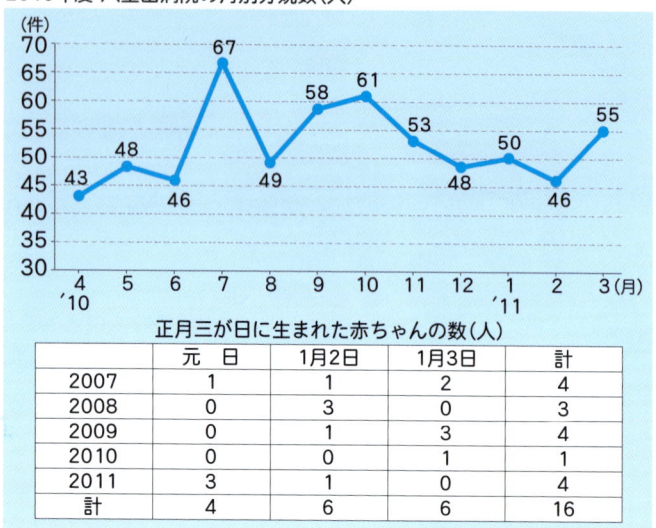

0.8 人

　グラフは 2010 年 4 月から 2011 年 3 月までの八重山病院の月別の分娩数だ。月平均にして 52 人。一日平均にするとおよそ 1.7 人/日。毎月、毎日これだけの赤ちゃんが生まれていく。

　元日に生まれたおめでたい赤ちゃんは 5 年間で 4 人（表）。平均 0.8 人だ。全体の平均が一日 1.7 人だから、元日生まれはかなり少ない。半分以下だ。三が日を見ても合計 16 人、一日平均約 1.1 人だ。やっぱり正月生まれの赤ちゃんは少ないようだ。でも理由はわからない。

八重山病院の栄養室には6人の栄養士がいて、厨房には16人の調理師がいる。この人たちが地産地消を考えながら、安い材料を仕入れておいしい食事を一日3食作っている。

　八重山病院では出産後、食事がおいしくとれるようになった後、赤飯付きの「祝い膳」と称して豪華な夕食がお母さんにプレゼントされている。しかも患者さんからは特別料金はもらわない。普通食の値段で出しているのだ。かといって病院が赤字を出してまでサービスしているのでもない。栄養士の知恵と調理師の工夫と腕を結集した成果なのだ。

　八重山病院では毎食200食以上、一日600食以上の食事を作っている。祝い膳は毎日数食なので最初にその分を全体の材料から取り分ける。その材料を使って栄養士が知恵をしぼって献立を考え、調理師がおいしい夕食に仕上げているのだ。これは当然、お母さんたちには好評だ。この祝い膳を2006年8月から始めたそうだが、2011年12月31日現在、総計3,200食を超えているという。今までに3回祝い膳を食したお母さんもいるとか……。

　民間の産科医院ならそんなサービスがあるのかも知れないが、沖縄県の県立病院でこんなサービスを行っているのは八重山病院だけだ。「お金はかけられないが、手間と愛情はいくらでもかけられる」が栄養士と調理師の合言葉だそうだ。

　栄養士と調理師の皆さんにあっぱれ！

第二章　医療の話

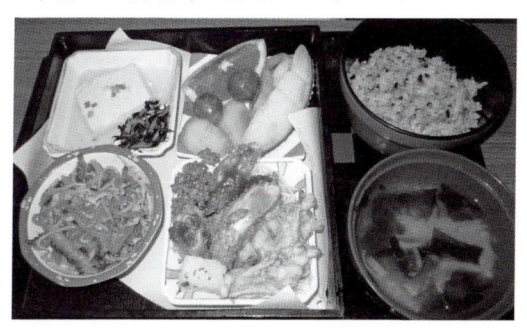

ある日の祝い膳

ムヌカンゲー 11 八重山病院における未熟児率

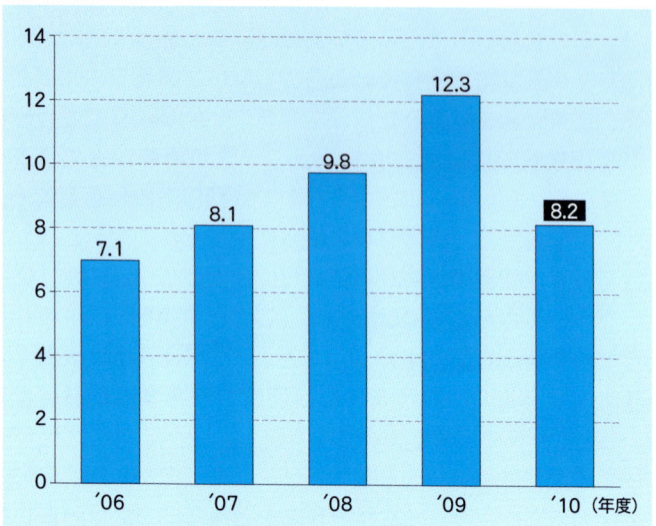

八重山病院における未熟児率（％）

約 8.2％

　未熟児とは「出生時の体重が 2,500 ｇ未満の低出生体重児」のことを言う。八重山病院で生まれた赤ちゃんのうち、未熟児で生まれた赤ちゃんは年々増加傾向にある。2010 年には約 8.2％。2010 年は減少したが、それでも 100 人中 8 人以上も未熟児だということだ。

　厚労省の発表している人口動態では、1990 年には日本全体で 6.3％だった未熟児の割合が 2004 年には 9.6％に増加しているという。つまり日本全国で未熟児が増加しているのだ。未

熟児の原因として日本のお母さんがやせ過ぎていること、タバコを吸うお母さんが増えたことなどが挙げられている。

未熟児とは直接関係ないが、「胎盤早期剥離（はくり）」という恐ろしい病態がある。これもタバコを吸っている妊婦に多いと言われている。

八重山病院の産婦人科外来で診察をしたら、胎盤早期剥離で赤ちゃんの状態が悪く、緊急帝王切開になったお母さんがいた。

外来で帝王切開を決定してお母さんをストレッチャーに乗せ、手術室まで大急ぎで運んだ。わずか15分後には産婦人科医が赤ちゃんを子宮から出したが、出した時点で心臓が止まっており、肌の色も紫色をしていた。即、小児科医のY医師と私、助産師、手術室の看護師で心肺蘇生を行った。するとどうだろう。数分後には赤ちゃんの心臓が動き出し、ピンク色の肌が戻ってきた。蘇生に成功したのだ。その後、時間はかかったが赤ちゃんは無事退院し、現在も順調に育っているという。

普通の帝王切開術は手術室に入ってから赤ちゃんが出るまで約30分だ。それなのに、外来で診察台に乗っている状態から15分で赤ちゃんを出すことができた。

また、心臓が止まった状態で分娩した赤ちゃんを蘇生させたという話は聞いたことがない。いろんな医学書を探してもどこにも書いていない。いずれにしても「こんなこともあるかもしれない」と普段から想定してトレーニングしていた八重山病院だからこそ実際にできたと言えるかもしれない。

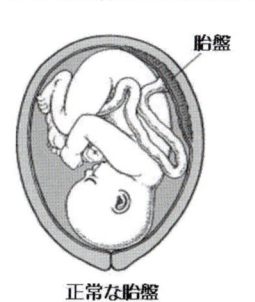

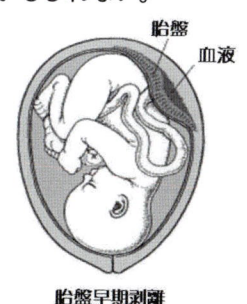

第二章　医療の話

正常な胎盤

胎盤早期剥離

ムヌカンゲー 12

内科外来の ひとり当たりの診察時間

外来患者さん一人あたりの診察時間(分)

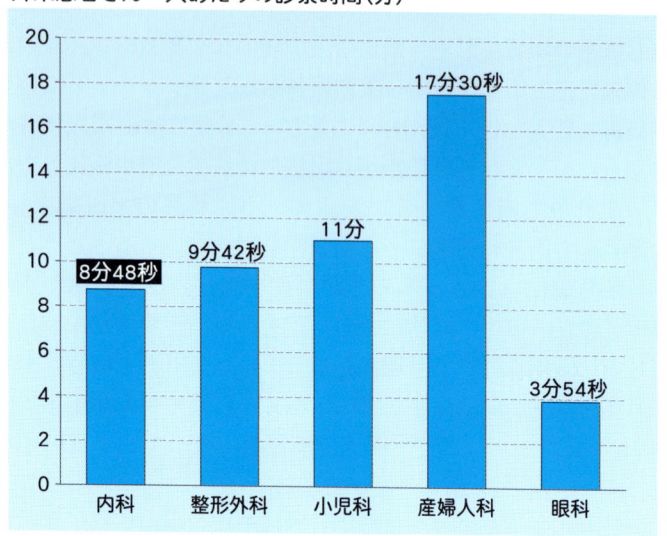

- 内科: 8分48秒
- 整形外科: 9分42秒
- 小児科: 11分
- 産婦人科: 17分30秒
- 眼科: 3分54秒

8分48秒

　2009年度、1年間で延べ39,421人の患者さんが八重山病院の内科外来を受診している。外来のあった日を240日とすると(土日祝祭日を除く)、1日平均164.6人となる。八重山病院の内科は毎日4人の医師が診察しているので、1日医師1人あたり164.6÷4≒41.1人の患者さんを診ている。診察時間は、1日約6時間なので、41.1÷6≒6.8人。つまり1人の医師が1時間に6.8人の患者さんを診ていることになる。1時間は60分なので、60分÷6.8人≒8.8分。八重山病院の内科外来の1

人当たりの診察時間は平均して 8 分 48 秒となる。

　同じように計算すると整形外科が 9 分 42 秒、小児科が 11 分、産婦人科が 17 分 30 秒、眼科が 3 分 54 秒だった。

　どうだろう？ 石垣市民の皆さんが八重山病院の外来を受診した時の診察時間はこんなもんだっただろうか。もちろん、この数字はあくまですべてを押しなべたもので、新規の患者さんはもっと長く、高血圧などでいつも診ている安定した患者さんはもっと短いだろう。

　一方、待ち時間が長いという声を聞く。結局病院に 2、3 時間、あるいはそれ以上いたという苦情も耳にする。特に内科の待ち時間が長いのも事実だ。

　医師もそれなりに努力している。特に内科は今年度 9 人中 8 人が入れ替わったが、新しく来た内科医は前日夕方に翌日の外来患者さんのカルテを見て予習をしている。しかも夜の 9 時まで残って……。カルテのすみずみまで目を通してその患者さんを理解するといった作業をやっているのだ。それを外来日当日に行うともっと待ち時間も診察時間も長くなると考えているからだ。

　待ち時間が短く診察時間が長い外来診療ができるのが理想だが、待ち時間が長く、診察時間が短くなりがちなのは今の日本全体の傾向だ。そこから「3 分診療」という言葉も生まれている。どうにかしたいものだ。

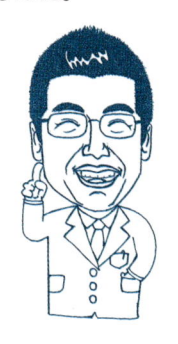

ムヌカンゲー 13 八重山病院の帝王切開数

八重山病院の帝王切開術症例数（例）

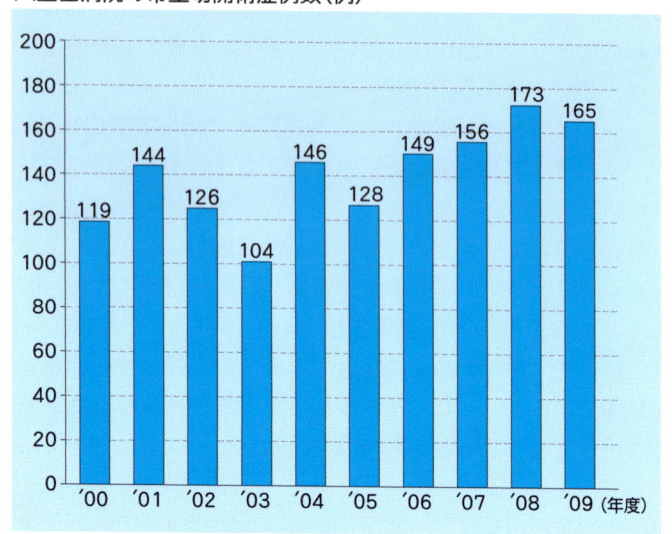

年度	症例数
'00	119
'01	144
'02	126
'03	104
'04	146
'05	128
'06	149
'07	156
'08	173
'09	165

141例／年

　帝王切開で出産するお母さんは、正常な過程での出産を経験しない。この世のものとは思えないような痛い陣痛を味わえないし、昔から言われている「青竹を折るといわれるくらい」の、あるいは、もう一度やれと言われてもできないくらいのバカ力も発揮できない。

　私個人の意見としては、そんな正常のお産という経験ができなかったお母さんは少し残念だと思うので、その代わりと言ってはおこがましいが、帝王切開の際、母児いっしょに写真を撮

り、2Lサイズに印刷してプレゼントしている。本当は普通のお産で産みたかったのに、やむをえず帝王切開になってしまったと思うので、二人には何か一つでもいい思いをしてほしい。それで生まれてすぐの赤ちゃんといっしょに写真を撮って、幸せに浸ってもらおうというわけ。

　いっしょに撮っているといっても、生々しい光景を撮っているわけではない。赤ちゃんがおなかから出た後、小児科医と助産師がきれいに産後の処置をするのだが、いわゆる赤ちゃんと表現されるような薄ピンク色の体になって、お母さんの枕元に連れられてくる。その時、お母さんの顔と赤ちゃんの顔がすりあうような距離で、幸せの絶頂にいる二人を撮っているのだ。

　八重山病院のここ10年間の平均帝王切開数は141例/年。私はこの写真撮影を2003年1月1日から行っているので、もう9年が経つ。麻酔科医として何かできることはないかと考えてこの写真撮影を始めたが、この9年間で1000人以上の赤ちゃんがお母さんとのツーショット写真を持っていることになる。そう考えるとうれしくなる。

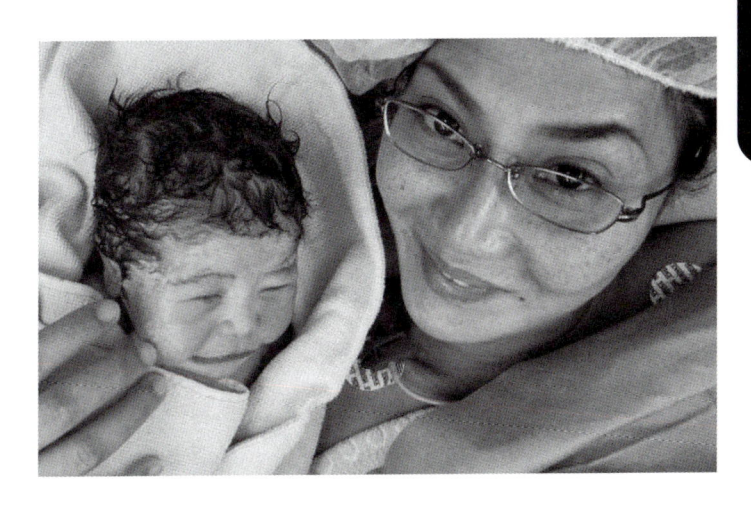

ムヌカンゲー 14 八重山病院の帝王切開率

八重山病院の帝王切開率の推移(%)

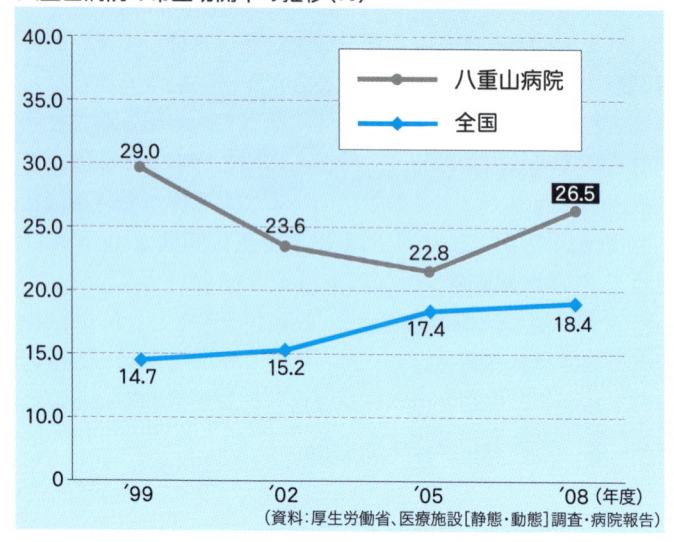

年度	八重山病院	全国
'99	29.0	14.7
'02	23.6	15.2
'05	22.8	17.4
'08	26.5	18.4

(資料:厚生労働省、医療施設[静態・動態]調査・病院報告)

26.5%

　厚生労働省の医療施設（静態・動態）調査・病院報告の概況では、2008年、日本では18.4%、約5人に1人が帝王切開で産まれた赤ちゃんということになる。1999年には14.7%で、この10年で3.7%も増加している。少子化の時代、お産全体の数は減っているのに、帝王切開が増えているのは、「より安全なお産」という時代背景が大きな要素と思われる。しかし日本産婦人科学会は避けられる帝王切開が数％はあるという。妊娠中に一度も妊婦検診を受けず、出産間近になって初めて産科

を受診する妊婦も増えているそうだ。それでは妊娠中の状態を把握できないので母児ともに危険だ。

　八重山でも、より自然に近い状態で出産をしたいと自宅出産や水中出産を希望する妊婦がいるようだが、八重山には自宅出産を手伝ってくれる助産師がほとんどいないため、夫婦だけでの出産になってしまう。夫婦だけで自宅で分娩を行うと何か不測の事態に対応できない。救急車で八重山病院に運ばれた母子もいた。八重山病院は産婦人科の当直医が常時いるわけではないので医師が不在の夜間などにそうやって飛び込んでこられると最悪の事態も予想される。その上、妊娠中病院を1回も受診せずに、つまり八重山病院にカルテがなく、普段の妊婦や胎児の状態が把握できていなければなおさら怖い。

　八重山病院では正常なお産は産婦人科医1人と助産師2人がお手伝いするが、帝王切開となると産婦人科医がもう1人、麻酔科医1人、手術室の看護師2人がさらに必要になる。時間外ならその麻酔科医や手術室看護師を家から呼び出すことになる。

　八重山病院の帝王切開率は、2008年は26.5％である。約4人に1人が帝王切開だ。1999年は29.0％だが、当時は市内に開業医があったため、正常なお産をそこでも行っていた。そして帝王切開になる妊婦は八重山病院に紹介していたのだ。つまり八重山病院での出産数は今より少なかった。でも帝王切開の数はほとんど同じだったので八重山病院の帝王切開率が高かったのだ。

　ブラジルは約50％、おとなりの韓国は約40％、中国もそれを超える勢いで増えているらしいが、果たして日本でも八重山でも、帝王切開の割合はこのまま増え続けるのか。妊娠中の生活態度で帝王切開を避けられるのであれば、日本の医療費も減らすことができるのではないかと考えるのは飛躍しすぎだろうか。

第二章　医療の話

ムヌカンゲー 15 急性虫垂炎（盲腸）の年間手術症例数

八重山病院の急性虫垂炎の年間手術症例数（例）

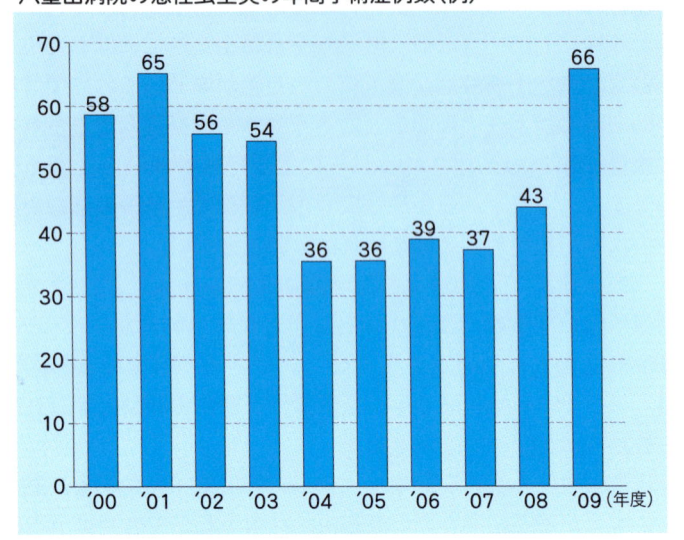

年度	症例数
'00	58
'01	65
'02	56
'03	54
'04	36
'05	36
'06	39
'07	37
'08	43
'09	66

49.0例／年

　一般的に「盲腸」と言われている病気は医学的には「急性虫垂炎」と言う。この急性虫垂炎、年間に発症する頻度は人口1000人に対して1人と言われている。つまり、八重山で約50人、日本全体ではおよそ13万人もの人が1年間に発症していることになる。急性虫垂炎を発症しても必ずしも手術になるわけではないが、八重山病院での手術数を調べてみるとここ10年間の平均は年間49.0例で、およそ1週間に1人の割合で手術していることになる。

急性虫垂炎は、急に腹痛が起こることが多いが、発症の数時間前、あるいは数日前から、なんとなくお腹の調子が悪かったりもする。腹痛のあと、続いて吐き気が出たり、実際に吐くことも多い。痛みの場所としては、はじめから右の下腹部であることもあるが、半数以上はみぞおち、へそのあたり、横腹、右上腹、左腹、腰などから始まる。時間がたつにつれて（多くは数時間から一昼夜ぐらいの間）、右下腹部に痛みが集中してくる。上記のように症状が多彩であるため、右下腹部に痛みが集中してくるまでは急性虫垂炎の診断は外科の専門医でも意外と難しいみたいだ。発症して直後は腸炎などと診断され、数時間後に痛みが右下腹部に移動した頃、急性虫垂炎と診断される患者さんも少なくない。

　虫垂炎のことを我々医師は通称「アッペ」と呼んでいる。八重山には「八重山アッペ」というものもある。八重山の人は上記のような症状があっても病院を受診するのが比較的遅いようだ。発症してから数日、場合によっては一週間たってから病院を受診する人もいる。受診が遅いためにアッペが熟成してお腹で癒着を起したり、破裂したりしている場合もある。そうなると腹膜炎を起こして手術も難しくなる。そんな熟成したアッペを「八重山アッペ」と呼んでいるが、なぜ八重山の人は受診が遅くなるか、その理由は私もまだつかみきれていない。

　私が十数年麻酔をしていて感じるのは、台風が接近している時、あるいは雨の日に急性虫垂炎の患者さんが多いこと。因果関係を調べようと論文を探したが、誰もこんな研究はしていないようで、今のところこれといった根拠はなさそうだ。でも気圧が低くなって天気が悪くなったときに「腹痛」が起こったら上記のようなことに注意してみては……。

第二章　医療の話

ムヌカンゲー 16 外科の年間手術症例数

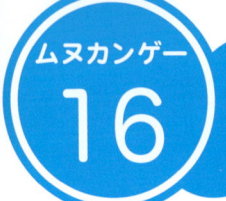

八重山病院の外科の年間手術症例数（例）

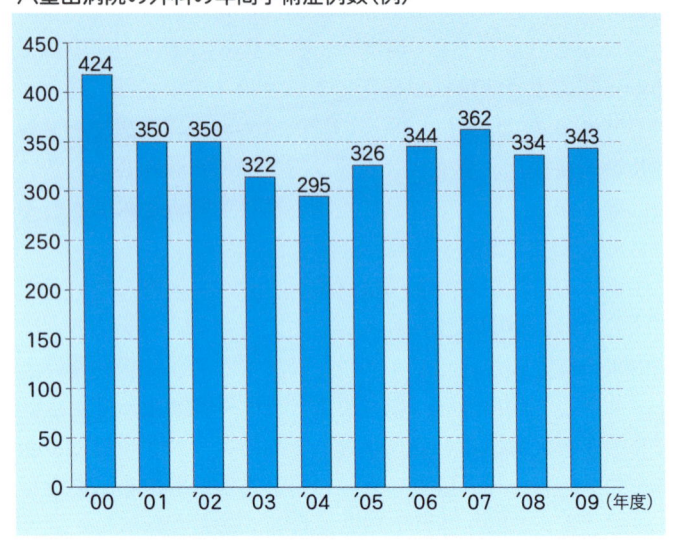

年度	症例数
'00	424
'01	350
'02	350
'03	322
'04	295
'05	326
'06	344
'07	362
'08	334
'09	343

345例／年

　外科医が行う「手術」といえば読者の皆さんはどんなイメージを持っているだろうか。

　八重山病院における外科の手術数は最近10年間の平均で345例／年。およそ1日1例の計算だ。ちなみに宮古病院は360例／年で、人口比でほぼ同等だ。

　外科手術と一口に言っても、オデキをとる手術から悪性腫瘍、いわゆる「がん」の手術まで多岐にわたる。

　外科で扱う病気も統計学的に人口当たりの発症数はだいたい

わかっている。例えば急性虫垂炎は年間人口 1000 人に 1 人だ。八重山地域には約 54000 人の住民がいるので手術が必要な病気も一定の頻度で発生する。

　八重山病院には日本外科学会が認定する外科専門医 2 人を含め計 5 人の外科医がいる。だから基本的にどんな手術も行うことができる。しかし心臓手術など設備上できない手術もあるし、がんの場合は手術以外に抗がん剤や放射線療法など、ほかの治療手段を併用することもあるので、その時は本島の病院に紹介することになる。しかし最近では抗がん剤だけの治療なら八重山病院でもできるようになってきた。

　私は商売柄、手術に関する相談を市民から受けることがあるが、「八重山病院でできる手術」なら沖縄本島の病院にも本土の病院にも引けを取らない、と答えている。実際八重山病院の方が優秀な成績をあげている手術もある。

　手術を避ける方法があるならそれにこしたことはない。でもどうしても手術が必要となったら、八重山病院でできる手術は八重山病院でやってあげたい、と私を含め多くの医師は考えている。その方が患者さんの経済的・精神的負担が軽減すると思う。

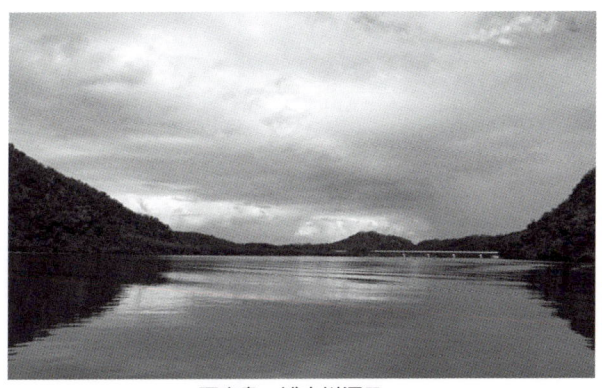

西表島　浦内川河口

ムヌカンゲー 17 八重山病院の年間手術症例数

八重山病院における科別年間手術症例数（例）

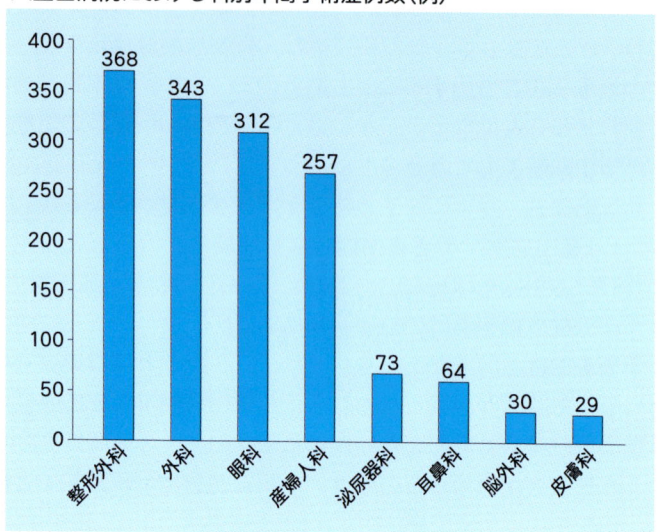

整形外科	368
外科	343
眼科	312
産婦人科	257
泌尿器科	73
耳鼻科	64
脳外科	30
皮膚科	29

1476 例

　八重山病院で手術を行う科は上記8科で、2009年度には計1476例の手術を行った。毎年、年間およそ1400例前後の手術を行っている。

　ここで言う「手術」とは、手術室で行う手術のことで、例えばカマで指を切った場合、傷が浅ければ救急室で洗浄・消毒して傷口を縫うので、そのような場合は統計上、手術とは定義していない。

　いわゆる手術室で行う「手術」が年間1400例前後あるのだ。

ちなみに2009年度、宮古病院では1413例の手術を行っている。私の娘も数年前に私の麻酔でソケイヘルニアの手術を受けた。

　昨今、八重山病院の機能低下が心配されるニュースが多いが、もし八重山病院が現在の機能を失った場合、約1400例の手術の一部ができなくなり、ひいては八重山住民に多大な負担がのしかかることになる。つまり、娘のソケイヘルニアのような手術も沖縄本島に行かなければできないということもありうるのだ。ある程度時間的余裕があれば本島の病院に紹介もできるが、それでは患者さんの経済的負担が大きい。しかも緊急手術は難しい。自衛隊機のヘリ搬送で間に合わなければ不幸な結果になることも考えられる。そんな事態にならないように県も病院職員も努力している。

　蛇足だが、八重山病院のホームページの「採用情報」の項目に「手術部紹介」というページがある。八重山病院の各科でどんな手術を行なっているかを知りたい方は、そこに当院の手術の内容の一部を掲載しているのでご覧いただきたい。こんな手術も八重山病院でできるんだ、と知っていただければ幸いです。

　ホームページアドレスは

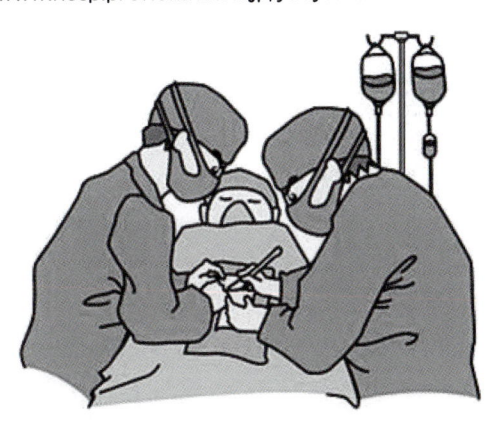

http://www.hosp.pref.okinawa.jp/yaeyama

第二章　医療の話

ムヌカンゲー 18

八重山病院手術室の癌の手術数

2010年度八重山病院の悪性腫瘍手術の科別割合

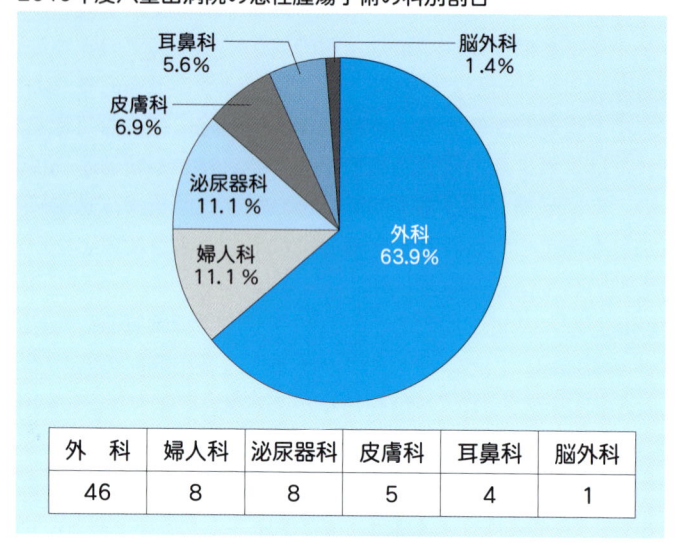

- 外科 63.9%
- 婦人科 11.1%
- 泌尿器科 11.1%
- 皮膚科 6.9%
- 耳鼻科 5.6%
- 脳外科 1.4%

外　科	婦人科	泌尿器科	皮膚科	耳鼻科	脳外科
46	8	8	5	4	1

72 例

　八重山病院の手術室で悪性腫瘍、いわゆる癌を摘出する手術は2010年度に72例。外科が46例と最も多い。その一方で手術ができないくらい癌が進行している患者さんもいる。

　ある日、外科医のD医師から「大腸癌の末期の患者さんがいる。もうそんなに長くはない。点滴の鎮痛薬や皮膚に貼る薬、坐薬などの麻薬を使っているけど、効果が薄れてきて痛がっている。何とかならないか。」という相談を受けた。患者さんを診察し、レントゲンやCTなどの画像を見ると骨盤に痛みが限

定されている。私の持っている知識と技術でいけると思った。専門的になるが「クモ膜下フェノールブロック」という治療方法だ。しかし、問題点もある。下半身が動かなくなり、小便や大便が垂れ流しになるのでオムツをしなくてはならない可能性もある。

　患者さんと家族に上記の説明をすると、数日悩んだ末、ブロックを行うことになった。

　そのブロックに使う薬剤は普段、八重山病院に置いていないので、薬剤師に無理を言って特別に取り寄せ、調合してもらってその患者さん用の薬を作製した。その後痛みを起こしている神経を狙ってその薬を注入した。

　うまくいって痛みをとることができた。かわりに残念だがオムツ生活になった。でも患者さんも家族も満足していたと思う。数日後、患者さんと家族の希望で自宅に帰り、約一週間後にD医師の看取りのもと、患者さんは息を引き取った。後日、D医師と「都会の病院ではできない、八重山ならではの医療だよね。」と互いの健闘を称えた。

　すべての癌患者さんの、すべての痛みをなくすことはできないが、この患者さんのようにうまくいく場合もある。病院で最期を迎える患者さんがほとんどの現代、私は「患者さんと家族が自宅で人生の最後をまとめる」という作業の手伝いができたかな、と思っている。

よもやま話

　本文には敢えて「手術室で行った悪性腫瘍の手術」と書いたが、実は手術を外来で行う場合もある。外科や皮膚科などの場合で、外来診療中に小さい腫瘍でさっとできる場合は外来で行うこともあるということだ。外来だと看護師は外来の仕事でいっぱいで、医師の手伝いができない。機械を渡したり、糸を切ったり、医師の2本の手だけで足りない場合に手術室で行うのだ。その他に看護師が手伝うことができる場合でも「清潔な環境」が必要な場合は手術室で行う。

ムヌカンゲー 19 八重山病院の膝の人工関節手術数

八重山病院整形外科の人口膝関節手術数(例)

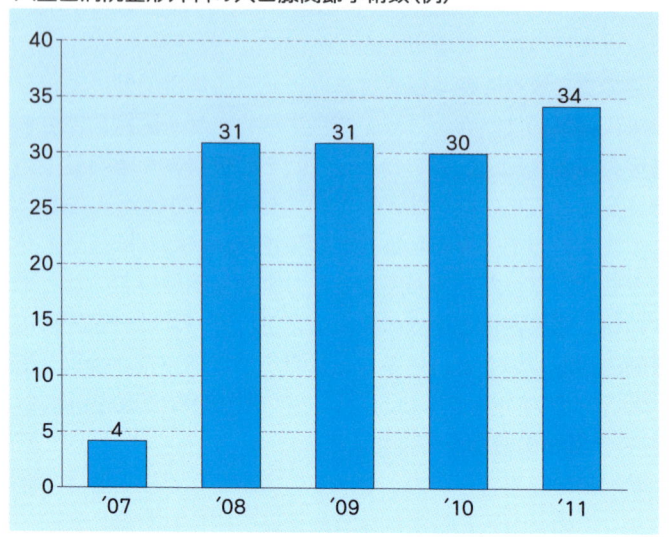

- '07: 4
- '08: 31
- '09: 31
- '10: 30
- '11: 34

130 例

　人間だれしも年をとると体もへばってくる。特に体重の重い人は膝に負担がかかる。膝に負担がかかると膝の関節の軟骨がすり減って骨と骨がすれるので痛みを感じる。痛みが強くなってくると歩けなくなってくる。これがいわゆる変形性膝関節症といわれる状態だ。そうなっても手術をして人工の関節に入れ替えれば、痛みは軽くなったり、なくなったりする場合もある。
　そんな手術を2007年までは八重山病院ではやっていなかった。手術室の環境が悪かったからだ。そのため変形性膝関節症

の患者さんは沖縄本島の病院に行って手術を行っていた。当然、経済的にも精神的にも相当な負担だったはずだ。

2007年1月に八重山病院にU医師が整形外科医として赴任した。そして手術室のありとあらゆるところを整備して膝関節の手術ができるように工夫した。例えば手術室の床に布を敷いて水で湿らせる。すると人が通ってもホコリが舞わない。実はこのホコリが舞って手術中の膝の中に着くと感染してしまうのだ。関節の手術は感染してしまうと非常に具合が悪い。

U医師はNASA(アメリカ航空宇宙局)で使うような精密機械を使って、様々な工夫をする前と後でホコリの量を測定し、膝関節の手術が可能なホコリの量であることを確認してこの手術を始めたのだ。そのため、3ヶ月程準備期間を要した。それからもう5年目だ。

2012年1月1日現在、通算130例の人工膝関節の手術を行っている。一人で両方の膝を手術した人もいる。石垣市民の経済的・精神的負担は軽減されていると思う。

石垣市民の皆さん、膝が痛ければ八重山病院整形外科に相談してみてください。

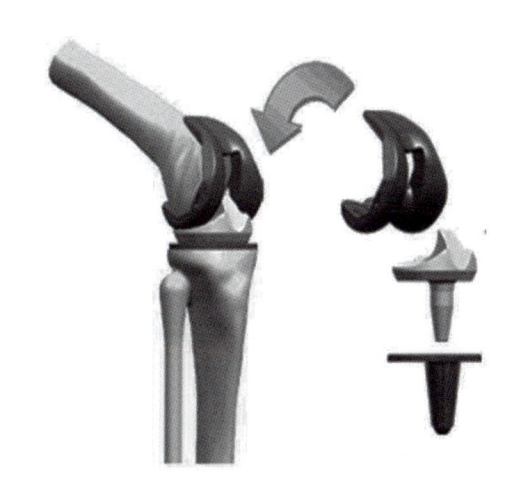

ムヌカンゲー 20 全手術中の緊急手術の割合

八重山病院各科の緊急手術の割合（5年間分）

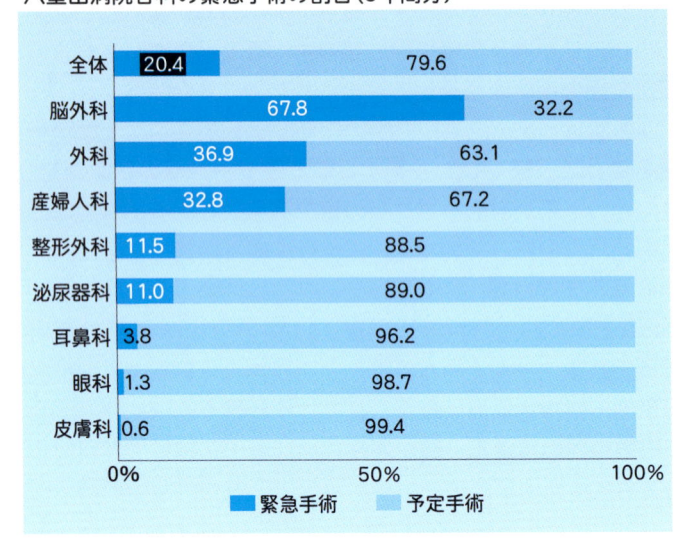

科	緊急手術	予定手術
全体	20.4	79.6
脳外科	67.8	32.2
外科	36.9	63.1
産婦人科	32.8	67.2
整形外科	11.5	88.5
泌尿器科	11.0	89.0
耳鼻科	3.8	96.2
眼科	1.3	98.7
皮膚科	0.6	99.4

20.4%

　前もって手術の日程を調整し、十分な準備をして行う手術を「予定手術」と言う。それに対して救命や臓器の機能を温存する目的で予定外に臨時に行なわれる手術が「緊急手術」だ。

　八重山病院での2005～2009年度の5年間の全科全手術中、5人に1人、20.4％の患者さんが緊急手術だった。科によって緊急手術の頻度には差があり、脳外科が最も多い。3人に2人の割合だ。主にくも膜下出血や脳出血などがその対象となる。外科では虫垂炎や消化管穿孔、腸閉塞などだ。また交通事故な

どによる大きな外傷も緊急手術になることが多い。緊急手術が必要な疾患は予定手術の場合と異なり、その発症が突然でしかも重篤な症状を呈していることが多い。患者さんの持病の把握がしづらいのも特徴で、手術・麻酔の危険度は増す。医師としての力量がより求められるのも緊急手術のほうだ。八重山の場合、緊急手術は時間外になることが多く、2人しかいない麻酔科医も一日おきに当番を担当して24時間365日対応している。緊急手術を深夜に行うと、その間は集中・緊張しているので、手術が終わってもすぐには寝付けない。翌日も予定手術があり、睡眠時間が少なくきつい場合もある。どの科も同じだが過去には体力的にきつくて異動した医師もいた。特に八重山病院では、医師はまさに体力勝負といった感じだ。私も50歳になったときに八重山病院で麻酔科を続けていけるか心配だ。

　読者の皆さんに一つだけお願いしたいことがある。私が小さかった頃、救急病院に行く際に祖父母が「くんち（元気）」をつけるようにと何か食べさせてくれた。でもその対応は間違っていて、胃の中は空っぽになっている方が麻酔をするにもより安全なのだ。救急を受診したからといって必ず緊急手術になるわけではないが、他の色々な検査も胃の中に食べ物が入っていると危険な場合もある。だから救急病院を受診する場合はどんな場合でも何も飲んだり食べたりせずに来てほしい。

よもやま話

　沖縄県の県立病院で中部病院と南部医療センターは麻酔科医師の数が多いので、毎日当直の麻酔科医が院内にいる。そのおかげで24時間、病院の外から麻酔科医を呼び出さずに手術ができる。しかし八重山病院は麻酔科医の当直制はない。2人しか麻酔科医がいないため時間外の緊急手術はすべて院外から麻酔科医を呼ぶ。これを「オンコール制」と呼んでいる。この「オンコール制」とは具体的には次のようなシステムのことをいう。麻酔科医が院内にいない場合、外科医が手術を決定したら、深夜でも、土・日・祝祭日でも、盆・正月でも麻酔科医を院外から呼ぶ。麻酔科医は病院に来て患者さんに麻酔を行う。このシステムは宮古病院や北部病院も同じだ。

第二章　医療の話

ムヌカンゲー 21
県内主要病院の緊急手術の割合

沖縄県内主要病院の緊急手術の割合（3年間分）（％）

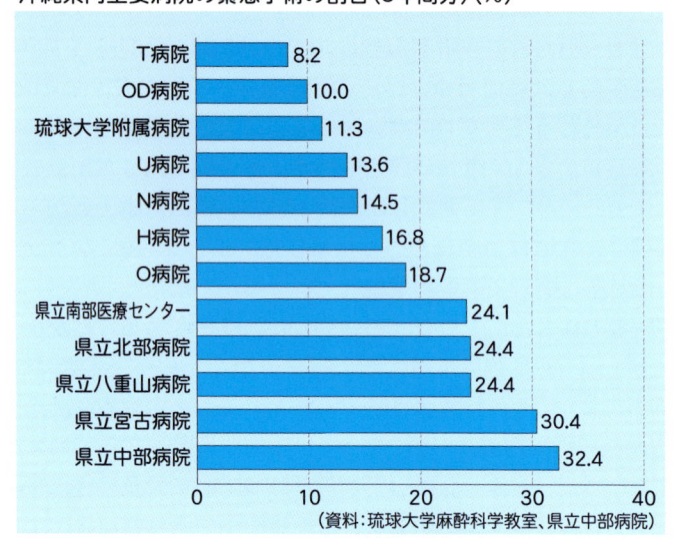

病院	％
T病院	8.2
OD病院	10.0
琉球大学附属病院	11.3
U病院	13.6
N病院	14.5
H病院	16.8
O病院	18.7
県立南部医療センター	24.1
県立北部病院	24.4
県立八重山病院	24.4
県立宮古病院	30.4
県立中部病院	32.4

（資料：琉球大学麻酔科学教室、県立中部病院）

18.9％

　私は琉球大学麻酔科学教室出身で、2001年11月に八重山病院に赴任した。同教室は私と同じように沖縄県内の主要病院に麻酔科医を派遣している。そして年間の麻酔件数や緊急手術の割合、時間外勤務の状況などを毎年病院ごとに集計して、適切に麻酔科医が配置されるような活動を行っている。

　その琉球大学麻酔科学教室と中部病院で集計しているこの3年間（2008～2010年）の県内主要病院の緊急手術の割合が上記グラフである。（注：集計の都合上、直近3年間とした）

グラフの12病院全体の平均は18.9％。県立病院はすべて24％以上で、およそ4人に1人は緊急手術ということになる。県立病院を除けば次に高いのがO病院の18.7％だが、それでも平均以下だ。10％以下の病院もある。ちなみに左記病院で年間約21000例の麻酔科管理手術が行なわれ、そのうち約4000例が緊急手術だ。

　緊急手術とは、救命や臓器の機能を温存する目的で予定外に臨時に行なわれる手術をいい、予定で行う手術の何倍もマンパワーや薬剤などの医療資源が必要となる。八重山病院では時間外に行なうと自宅からスタッフを呼び出さないとできない。

　緊急で手術を行うかどうかの基準は病院ごとに大差はない、と基本的に考えていいだろう。となれば、県立病院が沖縄県内の緊急手術が必要な患者さんを多く受け入れているということだ。重症の患者さんを多く受け入れていると言ってもいい。開業医から手術が必要な患者さんが送られてくるのも県立病院が多いようだ。私自身このデータを調査するまでこんなに差があるとは感じなかった。改めてムヌカンゲーすると、「緊急手術」という観点で見れば、やはり県立病院は県民のためにとても頑張っているということになるだろう。

よもやま話

　緊急手術が決定したら、外科医は麻酔科医に連絡するが、時間外だと院外から呼び出すことになる。外科医が病院の電話で麻酔科医上原の短縮ダイヤルをプッシュすると私の携帯電話にかかるようになっている。

　緊急手術は24時間365日いつでもありうるので、気が気ではない。いつ何どき外科医に呼び出されるかわからないので、私は常に携帯電話を身につけている。釣りやスポーツをする時も、外食の時もポケットに入れている。寝る時も枕元に置き、スーパーなどうるさいところでは、マナーモードにして手に握っている。家族がいない時はシャワーの時も浴室の入り口の床に置くし、トイレでカンでいる時も目の前30cmの所に置いていつでも手が届くようにしている。

第二章　医療の話

ムヌカンゲー 22

八重山で減圧症を発症しやすいのは?

八重山で減圧症を発症しやすいのは?

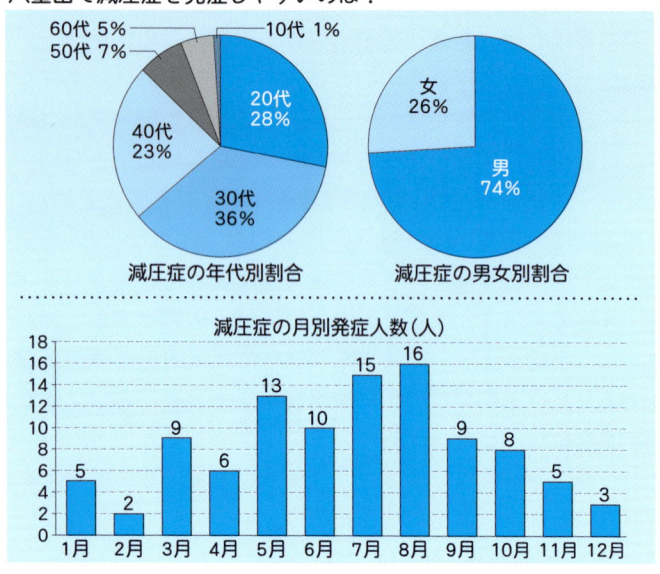

減圧症の年代別割合
- 10代 1%
- 20代 28%
- 30代 36%
- 40代 23%
- 50代 7%
- 60代 5%

減圧症の男女別割合
- 男 74%
- 女 26%

減圧症の月別発症人数(人)

1月	2月	3月	4月	5月	6月	7月	8月	9月	10月	11月	12月
5	2	9	6	13	10	15	16	9	8	5	3

30代 / 男性 / 夏休み

　「減圧症」というこわい病気をご存じだろうか。スキューバダイビング中に急激に海面に浮上すると起こしやすい病気で、体に溶けていた気体が急激な水圧の変化で気泡となり、体に変調をきたす。素潜りでは通常起こさない。

　沖縄では減圧症になった漁師は伝統的に「フカシ」と呼ばれる方法で自己治療を行っていた。要するにその場で再度潜水して治そうとするのだ。この方法はかえって危険なのだが、八重

山では今でもまだフカシをやっている漁師もいる。

　私は父が沖縄本島で漁師をしていたので、減圧症になった漁師を2人知っている。減圧症になった1人は40歳代という若さで杖歩行となり、船に乗れなくなっていた。しかし30年前は漁師でもそんなに減圧症になる頻度も少なかったように思う。それがこの十数年、沖縄での観光客のダイビングブームが熱を帯びてくるに従って増加している。

　八重山での減圧症の発生状況をムヌカンゲーしてみる。

　1997年、八重山病院に減圧症に対する治療ができる高気圧酸素治療装置が導入された。以来、2010年12月31日現在、14年間で延べ101人の治療を行っている。

　左のグラフはその101人の年代別、性別の割合である。最年少は14歳、最年長は66歳、男女比は3：1だ。下のグラフは月別の減圧症発症数で、夏に多いのは解りやすいが冬にも発症する。意外にも年末年始も多い。特徴的なのは、連日ダイビングをして4〜5日目の発症が多いので、大きな連休がとれる時期に多いことだ。

　この減圧症、実際にダイビングを行なっている人もその詳細を知らない人が多い。重症になると下半身不随、つまり歩けなくなることもある。まれではあるが死者も出ている。以前、観光客で240本も潜った経験を持つ50代の女性が減圧症を発症し、高気圧酸素療法を行った。その女性に「減圧症って知っていますか」と質問したら「聞いたことはあるけどどんな症状が出るかは知りません」と答えていた。そんなダイバーが多すぎる。

　症状、治療法、予防法などは、詳しく書いたwebサイトがあるのでそれらを参照して勉強し、安全なダイビングを楽しんでいただきたい。

ムヌカンゲー 23 減圧症治療者数と治療回数

八重山病院で治療した減圧症患者数(人)

	インスト	観光客	漁師	計	
'97	2	1	3	6	前期 28
'98	1	1	2	4	
'99	1	1	2	4	
'00	0	0	0	0	
'01	0	3	1	4	
'02	2	2	1	5	
'03	1	1	3	5	
'04	3	6	2	11	後期 73
'05	3	9	1	13	
'06	3	2	0	5	
'07	5	3	0	8	
'08	8	4	0	12	
'09	11	4	1	16	
'10	5	1	2	8	

■インストラクター ■観光客 ■漁師

'97～'03 前期: 25.0% / 32.1% / 42.9%
'04～'10 後期: 52.1% / 39.7% / 8.2%

101人／268回

(数値は延べ)

　私は2001年に八重山病院に赴任して減圧症の患者さんの治療を担当しているが、ここ数年、その患者さんの背景が大きく変化している。漁師は減り、インストラクター(以下インスト)、観光客が多いのが特徴だ。

　八重山病院に高気圧酸素治療装置が入ってからの14年間を1997～2003年(前期)と2004～2010年(後期)の7年ず

つに分けてみると明らかだ。減圧症の発症は前期28人に対し、後期73人とおよそ2.6倍に増えている。治療回数は最少1回、最多22回、延べ268回だった。

　前期では漁師の割合が最多だったが、後期ではインストが半数以上を占めた。観光客も増加している。減圧症を発症するような漁法が減り、減圧症という病気を深く理解しないままダイビングを行っているインスト・観光客が増えたことがその理由だろう。

　このままではいけないと思い、2010年1月、石垣市内でフォーラムを開いて減圧症対策を行った。八重山ダイビング協会の協力もあって2010年は前年の半数に減った。それなりの効果はあったように思う。

　治療装置は約3000万円と高額で、2009年には約1200万円をかけて購入後初めてのメンテナンスを行った。101人268回の高気圧酸素治療から得た収入は14年間で総額約1500万円。この治療を担当しているのは、医師は私一人で、加えて技師が一人。二人で24時間365日対応している。減圧症の患者さんが発生したらほとんど二人で治療にあたっている。

　以前、こんな質問があった。「減圧症になって1回高気圧酸素治療をやっただけで2万円近く払った。保険はきかないの？」

　減圧症の診断で1回治療装置に入るとそれだけで5万円かかる。加えて初診料や点滴などを合計すると6万円前後の診療費になる。3割負担であれば18,000円、保険がきかないわけではなく、きいても2万円近くはかかってしまうのだ。

　それでも減圧症診療はいわゆる不採算部門で、完全な政策医療の分野だ。ちなみに宮古病院は2011年4月現在、この治療装置の稼働を中断している。八重山でも一昨年のメンテナンス時に中断を検討したという経緯もある。

　減圧症診療にもムヌカンゲーがたくさんある。

第二章　医療の話

> ムヌカンゲー
> 24
> # 八重山病院のベッド数が地域全体に占める割合

県立病院のベッド数がその地域全体のベッド数に占める割合（％）

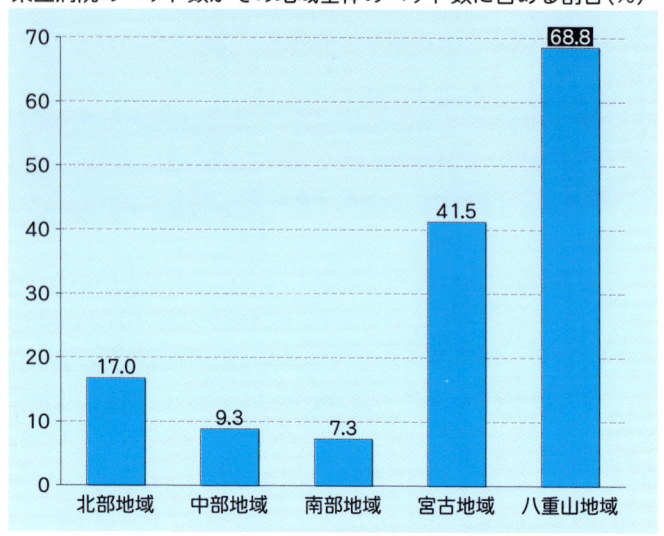

地域	割合(%)
北部地域	17.0
中部地域	9.3
南部地域	7.3
宮古地域	41.5
八重山地域	68.8

（資料：沖縄県福祉保健部「衛生統計年報」）

68.8％

　医療機関を大きく分けると「病院」と「診療所」になる。二つの違いはベッド数で区別されていて、ベッド数が20床以上の施設を病院といい、19床以下の施設を診療所（最近ではクリニックともいう）という。

　どこでも誰でも勝手に病院を建てていいわけではなく、日本全国地域毎に許可される全体のベッド数が医療政策上決まっている。それぞれの病院が保健所に申請して各都道府県知事が許

可するのだが、八重山病院の許可されたベッド数は350床だ。他に八重山地域には2つの民間の病院があり、全部あわせると509床になるそうだ（2008年10月1日現在）。

　八重山病院のベッド数は八重山地域全体のベッド数の68.8％を占めていることになる。同じように計算すると、沖縄県の5地域の各県立病院のベッド数が占める割合は左記グラフのようになり、八重山が最も高い。最も低い南部地域の約9.4倍、おとなりの宮古地域の約1.5倍になる。それだけ八重山地域では県立八重山病院の果たす役割が大きいということだ。

　「ムヌカンゲー1」（p12）で示したように、県立病院の中でも医師ひとりが診察する患者さんの数は、入院、外来、救急すべてで八重山病院が多い。

　八重山地域ではこれだけ八重山病院の果たす役割が大きいにもかかわらず、医師を含めたスタッフの増員が県の定数条例の制限があって一向に進まない。その結果、毎年4月に赴任してくる医師の多くが1年で疲弊して3月に帰っていく、ということを繰り返している。もう少し医師数が増えれば、仕事が分散され、一人ひとりの疲労も緩和される。そうなれば長期的に八重山病院で働いてくれる仲間も増えるかも知れない。

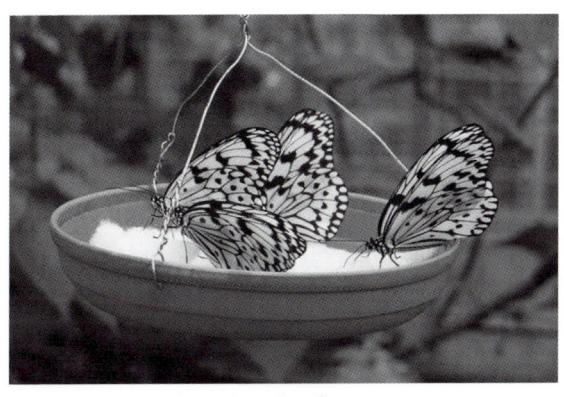

第二章　医療の話

オオゴマダラ

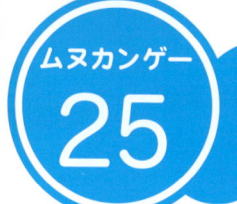

ムヌカンゲー 25 二次医療圏八重山の県立病院割合

沖縄県の各二次医療圏の人口割合（％）と県立病院の占める割合（％）

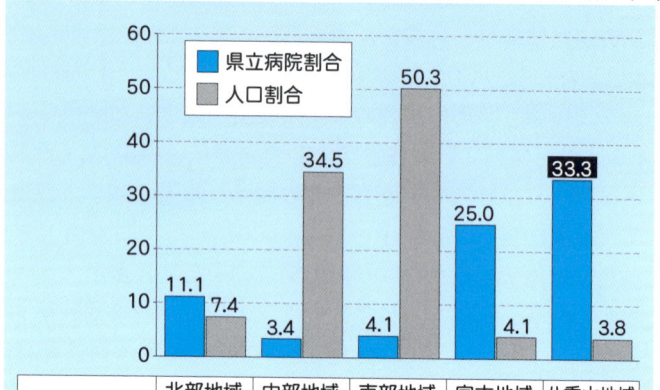

- 県立病院割合
- 人口割合

	北部地域	中部地域	南部地域	宮古地域	八重山地域
医療圏人口	102,340	479,286	699,660	56,519	53,410
病院数	9	29	49	4	3
県立の病院数	1	1	2	1	1

県立病院割合：11.1／3.4／4.1／25.0／33.3
人口割合：7.4／34.5／50.3／4.1／3.8

（資料：独立行政法人・防災科学研究所、沖縄県）

33.3％

　医療法では、都道府県が病院のベッド数を適正に配置するために各地域を区分して医療圏を設定することになっている。医療圏は一次、二次、三次に分かれ、一次は市町村単位。二次は沖縄県の場合は北部、中部、南部、宮古、八重山の5つに分かれている。三次は基本的に都道府県単位になっている。私は石垣市大川に住んでいるので、一次医療圏は石垣市、二次医療圏は八重山地域、三次医療圏は沖縄県に属しているというわけだ。

2008年10月1日現在、八重山医療圏の人口は石垣市、竹富町、与那国町あわせて53,410人。沖縄県全体の3.8％を占める。

一方、ベッド数が20床以上の施設を病院と呼ぶが、八重山は病院が3施設あり、そのうち県立病院が八重山病院1ヶ所。割合で言えば、約1/3、33.3％（以下県立病院割合という）が県立病院となる。人口割合は3.8％しかないのに県立病院割合は33.3％もある。逆に南部地域は人口割合は50.3％もあるのに県立病院割合は4.1％しかない。

中部地域と南部地域は（人口割合）＞（県立病院割合）となっているが、中部や南部では他の民間の病院が多く、その分県立病院の負担が軽くなっているということだ。言い換えると、それだけ過疎地域では県立病院の果たす役割が大きい、ということも言えそうだ。これは全国的にも同じ傾向で、過疎地域ほどそこに公立病院の存在する意義があるとも言える。

グラフから八重山医療圏での八重山病院の果たす役割は沖縄県内では断トツ1位ということがおわかりだと思う。そのかわりと言っては何だが、せめて職員の配置を多くしてほしいと求めるのは妥当な要望だと思うがどうだろう。

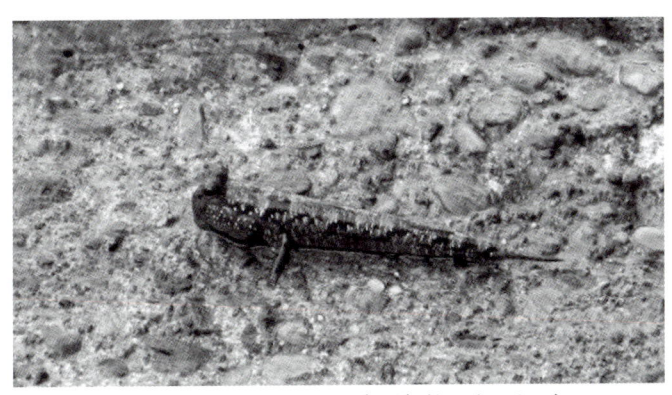

浦内川に生息するミナミトビハゼ（トントンミー）

ムヌカンゲー 26
医師数において県立病院が占める割合

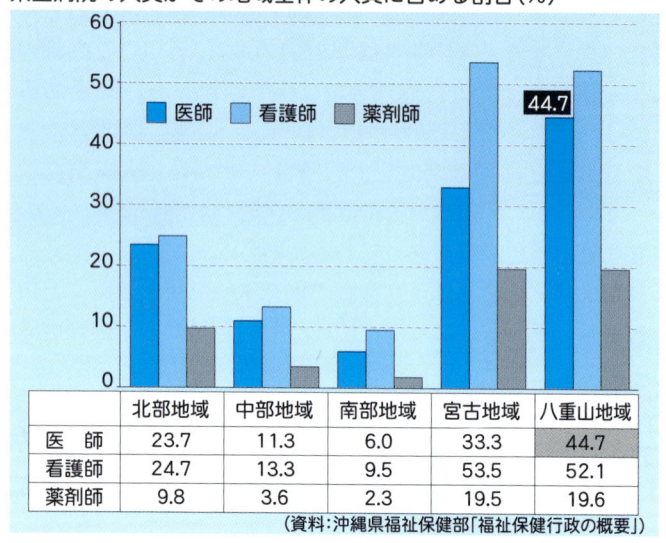

県立病院の人員がその地域全体の人員に占める割合(%)

	北部地域	中部地域	南部地域	宮古地域	八重山地域
医　師	23.7	11.3	6.0	33.3	44.7
看護師	24.7	13.3	9.5	53.5	52.1
薬剤師	9.8	3.6	2.3	19.5	19.6

(資料:沖縄県福祉保健部「福祉保健行政の概要」)

44.7%

　2006年12月31日当時、八重山地域全体として76人の医師がいた。内訳は八重山病院に34人、八重山病院以外の施設に42人。八重山地域の全医師のうち八重山病院の医師が44.7%を占めていたということになる。上記グラフに同様に計算した県内全地域のデータを示すが、離島では県立病院に働く人員の割合が高いことがわかる。これは看護師、薬剤師も同じだ。

　地域の開業医で診ることが困難な患者さんは県立病院に送ら

れてくることが多い。手術や入院、高度な検査が必要な場合、あるいは患者さんが急変した場合なども県立病院に送られてくる。県立病院にはそう場合に対応できる設備、人員が整っているからだ。

　地域の開業医では、普段よくある病気の診療に対応できる設備、人員を置くが、まれな病気や多くの人手や特殊な医療機器、専門医を必要とする病気には対応できないことが多い。費用対効果が低いことがその理由の一つだ。そんな費用対効果の低い分野を不採算部門と言い、その医療の多くを担っているのが県立病院だ。少し強い言葉で言いかえれば、開業医は儲からない分野はやらない、ということだ。これはある意味当たり前で、開業医はつぶれてしまっては困るからだ。

　県立病院にはその不採算部門の医療を行うために県の一般会計から繰入金が投入される。これも当たり前で、医療以外の分野において国が地方自治体にその自治体の税収では賄えないからと補助金を投入するのと同じだ。

　今回のデータから、人的な面でも、八重山地域における八重山病院の役割の大きさが解る。それでも人員確保や機器購入の予算の面で八重山病院が優遇されることがないのが寂しい。

よもやま話

　八重山病院は医師の数も看護師の数も他の職員の数も足りない。でも仕事の種類は2000床を超える大病院とあまり変わらない。つまり1人の職員が複数の仕事を行わざるを得ない部分がある。

　私の麻酔業務以外の仕事の一つに高気圧酸素療法がある。減圧症の患者さんを中心に、突発性難聴や糖尿病で手足に潰瘍ができた患者さんなどに対して行っている。この仕事は全国的に見れば麻酔科医の仕事ではない。内科の医師が担当していることの方が多い。

　他にもY医師は、離島診療所の代診や患者さんのヘリ搬送時の添乗、救急当番、透析当番などのいろんな業務を行っている。麻酔科医が足りないときにはY医師に麻酔をお願いすることもある。他の病院ではあまり考えられないことだ。

　もっといろんな分野の医師が勤務していればいいのだが……。

第二章　医療の話

ムヌカンゲー 27 石垣島トライアスロンの医療班受診率

石垣島トライアスロンの医療班受診率（％）

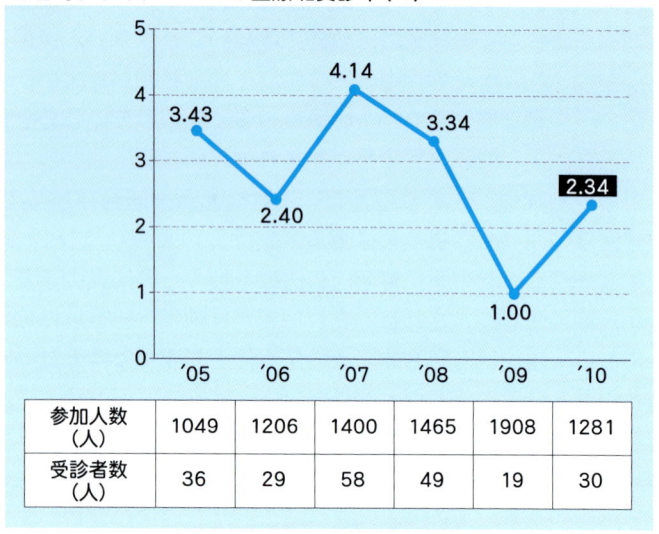

	'05	'06	'07	'08	'09	'10
受診率	3.43	2.40	4.14	3.34	1.00	2.34

	'05	'06	'07	'08	'09	'10
参加人数（人）	1049	1206	1400	1465	1908	1281
受診者数（人）	36	29	58	49	19	30

2.34％

　私はここ数年、石垣島トライアスロンの医療班を担当している。登野城漁港内のゴール付近に医療班本部を設置し、運ばれてきた選手の処置にあたっている。2010年は全選手1281人中、30人が医療班を受診した。受診率は約2.34％になる。この6年間で2007年が最も多く4.14％だった。擦りキズなどの軽症がほとんどだが、重症となると溺水、熱中症、骨折などで、八重山病院に搬送されることもある。

　中でも気になるのは、スイム中に溺れて運ばれてきた選手は

アルコールの匂いがプンプンすることだ。2 年前から調査を始めているが、溺れた人のほぼ 100％が前日に飲酒をしている。しかもかなり遅い時間まで仲間どうしで前夜祭を行なっているようだ。

　2009 年の大会から、大会前日に大会参加者全員に対して医療班オリエンテーションを始めた。その中で過去の事故などを紹介し、禁酒を強く訴えたのだが、結果として 2009 年、2010 年と受診者数が減った。やはり前日の過ごし方も大切だということだ。逆に言えばあまりにもいい加減な姿勢で大会に出場していた選手が多かったと言うこともできるだろう。

　この大会の医療班には医師が石垣島内外から約 20 人、看護師も約 60 人、消防職員も約 50 人が参加している。溺れた選手を救出するために 60 人以上の地元ダイバーが海中に待機している。

　前日深酒をし、競技中にまだ酔っているような選手を手当てするのは、我々医療班もいい気持ちではない。オリエンテーションの際にも最後まで聞かずに途中で会場を立ち去る選手もいる。本物のスポーツマンシップを発揮して、参加したことを楽しい思い出にしてほしい。

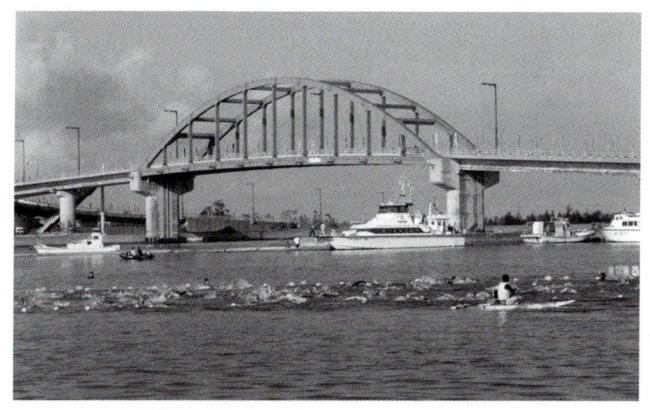

石垣島トライアスロン　スイムの選手たち

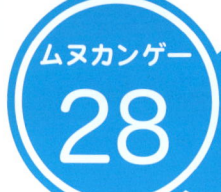

ムヌカンゲー 28 石垣島トライアスロンの医療班人数

トライアスロン医療班人数（人）

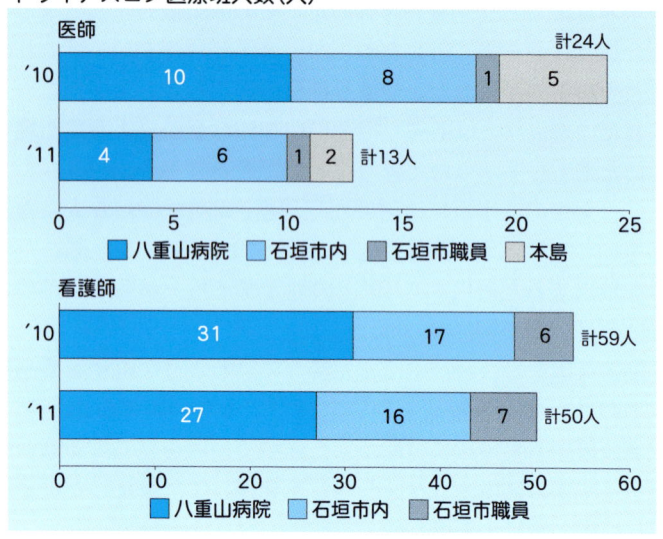

医師
- '10: 八重山病院 10、石垣市内 8、石垣市職員 1、本島 5　計24人
- '11: 八重山病院 4、石垣市内 6、石垣市職員 1、本島 2　計13人

看護師
- '10: 八重山病院 31、石垣市内 17、石垣市職員 6　計59人
- '11: 八重山病院 27、石垣市内 16、石垣市職員 7　計50人

医師 13人
看護師 50人

2011年石垣島トライアスロンの医療班には、ボランティアで医師13人、看護師50人が参加している（2011年4月11日現在）。その所属元は上記グラフの通りだが、実は八重山病院内でこの医療スタッフを集めるのに毎年難渋している。

八重山病院では今年度も看護師が38人、新年度の4月1日

に新しく赴任した。これは看護師全体の 19.6％、およそ 5 人に 1 人にあたる。その中に 1 年目の新人が 8 人いる。

八重山病院では通常、一つの病棟に昼間は看護師が 7 〜 8 人ほど働いているが、夜間や土日は 3 人しかいない。3 人で 50 人前後の患者さんを看護しているのだ。8 人の新人はもちろん、他の県立病院から転勤してきたベテランの看護師でも八重山病院のシステムを把握し慣れるのに二週間はかかるため、夜間の勤務を行なうのは 4 月の下旬に入ってからだ。

このように毎年 4 月の下旬までは院内の勤務体制を組むのに四苦八苦している。そんな中、新年度早々の 4 月に、トライアスロンが開催されると、その医療班として動ける実力をもった看護師を集めにくい。つまり、病院の勤務者の確保だけで難渋するので、トライアスロンにまでまわせないというのが実情だ。

医師に関しても看護師と同様だが、2011 年は東日本大震災の影響で沖縄本島からの医師の応援も少なく、そのため医療班自体を縮小せざるをえなかった。やはり医療班編成の点からは、4 月の開催はかなり無理がある。

よもやま話

2011 年の大会では残念ながら溺れて心肺停止になった選手がいた。しかしボランティアのダイバーや石垣市消防職員、我らトライアスロン医療班の連携で蘇生することができた。心臓マッサージ、薬物投与などを行い。心肺停止から 7 分後に心拍再開にこぎつけた。その後八重山病院に搬送。ICU に入室して治療継続し、6 日後に何事もなかったかのように退院することができた。

2011 年、佐渡島と横浜のトライアスロンでそれぞれ 1 人がスイム中に死亡している。トライアスロンとはそれほどまでに過酷なスポーツだということだろう。

2011 年現在、石垣島トライアスロンは死亡事故ゼロを継続中だ。

ムヌカンゲー 29
八重山病院救急室の心肺停止の患者数

八重山病院に運ばれる心肺停止の患者数(人)

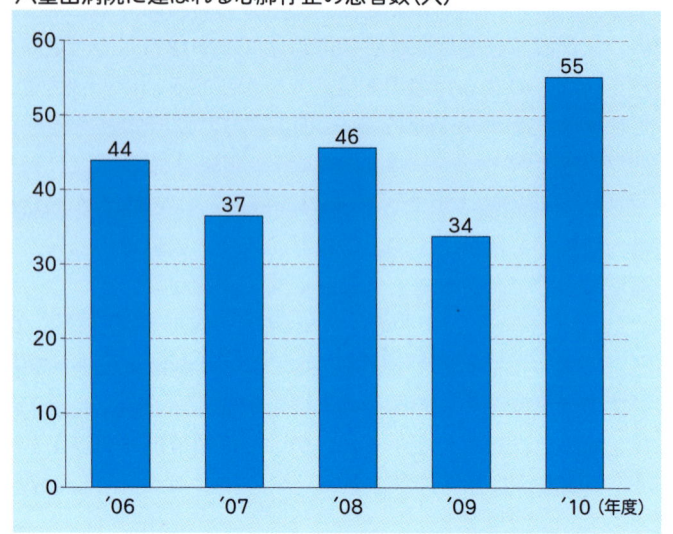

年度	患者数
'06	44
'07	37
'08	46
'09	34
'10	55

43.2人/年

　グラフは2006年〜2010年の5年間の心肺停止の状態で八重山病院救急室に運ばれた患者さんの数である。年間平均約43.2人。ほとんど全員に心肺蘇生術が施されている。

　ある朝、中学生の娘さんを学校に連れていくために家を出た看護師のYさん。その日はあいにくの雨で少し肌寒い朝だった。車の運転中、路上で倒れている人と、そのそばであたふたしている女性を発見。Y看護師は車を止めてぐったりしているその男性に近寄った。Y看護師は「ひょっとしたら……」と思

い、意識の確認をした。するとその男性は呼吸をしていない。頸動脈の拍動も触れない。心肺停止の状態だった。

　Y看護師はすぐに蘇生術に入った。最初にその女性に救急車を要請するように指示すると、男性を仰向けにして心臓マッサージ（最近は「胸骨圧迫」という）を始めた。

　数分後、救急車が到着し心電図を着けると心臓が動き出していた。Y看護師の適切な蘇生術によって生き返っていた。しかもその男性はその後八重山病院で入院・治療を行い、後遺症もなく退院。元の生活に戻ることができたのだ。

　Y看護師は救急救命処置の講習を受けている看護師で、八重山病院の外来に勤務している。朝の通学中、しかも雨の日に車を降りて男性に近寄ったこと自体すごいことだ。私なら酔っ払いだと思い、そのままにしていたかもしれない。

　心肺停止と判断した後のY看護師の処置も完ぺきだった。そのような対応全体が完ぺきでないと蘇生はうまくいかない。まさにファインプレーだ。

　後日談だが、娘さんは一連の心肺蘇生中、ずっと車中にいてお母さんの言動を見守っていたそうだ。おかげで学校には遅刻したらしい。

　Y看護師にあっぱれ！

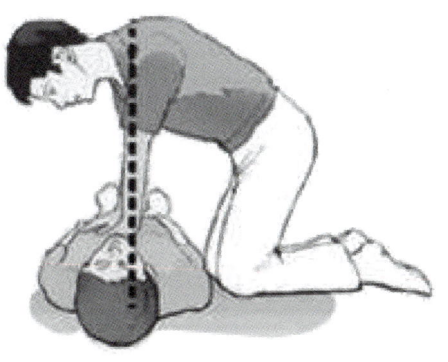

第二章　医療の話

心臓マッサージ（胸骨圧迫）のイメージ

> ムヌカンゲー
> 30
> 救急室受診に
> 交通事故の占める割合

救急室受診に交通事故の占める割合

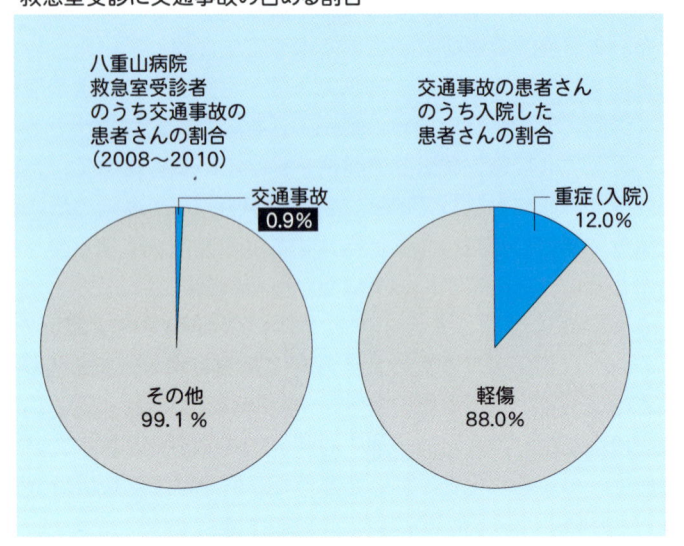

八重山病院
救急室受診者
のうち交通事故の
患者さんの割合
(2008〜2010)

交通事故 0.9%
その他 99.1%

交通事故の患者さん
のうち入院した
患者さんの割合

重症(入院) 12.0%
軽傷 88.0%

約 0.9%

　直近3年間の八重山病院の救急室を受診する患者さんのうち、交通事故で外傷を負って受診する患者さんは全体の約0.9%。およそ100人に1人だ。さらにそのうち入院した患者さんは約12.0%。つまり約90%弱の患者さんは軽症で、受診後に帰宅できている、ということになるが、大きな交通事故で助からなかった患者さんもいる。

　その中で、九死に一生を得て、無事退院、しかも社会復帰できた症例を紹介する。

人間の心臓は心膜という袋に包まれている。「心タンポナーデ」という病態があるが、心臓のどこかから出血して、心膜と心臓の間に血がたまる状態だ。そうなると心臓が動きにくくなり放っておくと死に至る。助けるためには胸を開けて心膜を切り開き、心臓をむき出しにした後、血を除いたうえで、出血している場所を探して縫わなくてはいけない。ヘリで本島の病院に搬送していては助からない。

ある年の新年早々、交通事故を起こしてハンドルに胸を打ち、救急車で運ばれてきた患者さんがいた。検査をするとまさに「心タンポナーデ」の状態。助けるためには一刻を争う状態だ。大至急で手術室に運び、手術を行った。事故を起こしてから約2時間で手術を始め、約4時間の手術を無事終えて命を救うことができた。

その時に八重山病院に勤務していたM医師は中部病院でも屈指の外科医で、救急外傷の診断・手術がうまく、私も心臓麻酔が元々得意だったので、その二人と残りのスタッフで何とか急場をしのぐことができた。道具や薬など、心臓手術専門の病院とは程遠い環境の中でよく助けられたと思う。八重山病院にあるものを駆使して「何とかどうにかする」ことができたのだ。まさにファインプレーだったと自負している。

第二章 医療の話

正常な心臓　　　心タンポナーデの状態

たまった血液

心膜

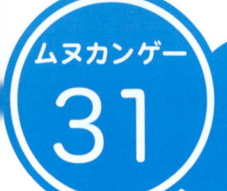

ムヌカンゲー 31 八重山病院救急室受診数

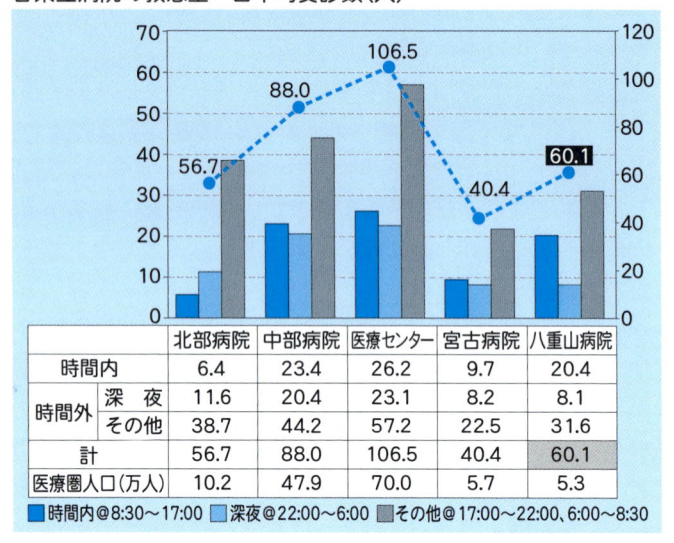

各県立病院の救急室一日平均受診数(人)

	北部病院	中部病院	医療センター	宮古病院	八重山病院
時間内	6.4	23.4	26.2	9.7	20.4
時間外 深夜	11.6	20.4	23.1	8.2	8.1
時間外 その他	38.7	44.2	57.2	22.5	31.6
計	56.7	88.0	106.5	40.4	60.1
医療圏人口(万人)	10.2	47.9	70.0	5.7	5.3

■時間内@8:30〜17:00 ■深夜@22:00〜6:00 ■その他@17:00〜22:00、6:00〜8:30

60.1人／日

　上記データは県内それぞれの県立病院の救急室を受診する救急患者の1日平均の人数である（2009年度）。

　八重山病院は1日平均60.1人の人が救急室を受診している。これは宮古病院の40.4人のおよそ1.5倍だ。時間帯別に見ると22:00〜6:00の「深夜帯」は宮古とほぼ同じだが、「時間内」は約2倍、「その他」の時間帯は1.4倍宮古よりも多い。人口は約4,000人宮古が多いのにどうしてこのような差があるのだろう。

「深夜帯」は一般的には寝ている人が多いので、救急室を受診するのは緊急の対応を要する患者さんがほとんどだろう。しかし「時間内」と「その他」の時間は本来救急ではない患者さんが入っているということが予想される。例えば通常の外来だと待たされるのがイヤだと言って救急室を受診する場合だ。これは明らかに救急室の不適切利用だ。そんな患者さんに限って救急室で待たされると苦情を言う。

　北部病院も人口の割合からすると救急室受診の数は八重山より少ない。とすれば宮古や北部の人々は八重山に比べて、適正な時間帯に適正な理由で救急室を受診しているということなのかもしれない。

　中部病院、医療センターの救急室勤務の医師数は8～10名ほどいて、救急室の日当直は3交代制で働いている。そのため医師の勤務時間は長くても12時間だという。

　他の3病院は違う。特に宮古病院と八重山病院の救急科の医師は1名だけだ。そのために3交代制が敷けず、24時間体制の救急室の日当直を内科や外科、小児科、整形外科などの医師が応援している。その内科や外科の医師もそれぞれの専門科の診療があるので、救急室の当直を行なうと、その日も翌日も働くということになり、36時間連続勤務になってしまうのだ。

　やっぱり八重山病院の医師の業務は過酷だ。

第二章　医療の話

よもやま話

　私が医師になって3年目のころ、麻酔科同期のK君が沖縄県立那覇高校看護科の講義に出かけた。当時は県立高校に看護科というのがあって、2クラス計70～80人の生徒がいたと記憶している。講義の内容は忘れたが、それよりおもしろい話をお土産に帰ってきた。彼が教室に入るやいなや、教室全体が騒がしくなり、とても授業どころではなかった。なんとか1時間、予定の内容の講義は終わったらしいが、帰る際に騒々しさはピークに達した。そしてチャイムが鳴り、K君が教室を出ようとすると黄色い声があちこちから起こり、教科書のウラにサインまで求められたとか。

　77ページにつづく。

ムヌカンゲー 32 救急室からの入院率

八重山病院の救急室利用状況

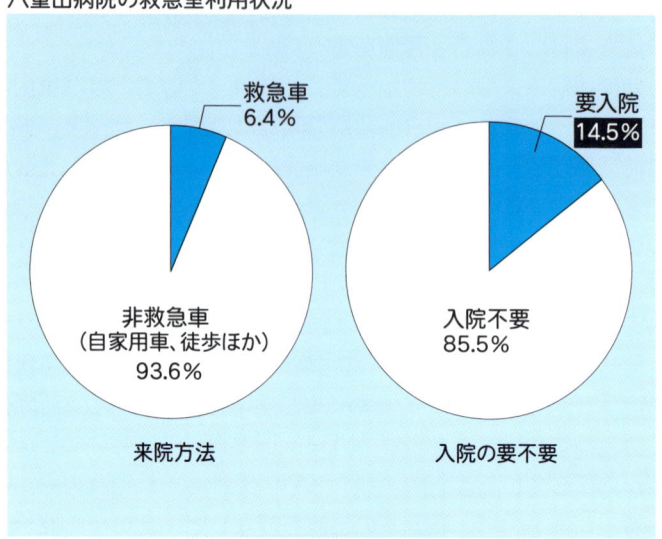

救急車 6.4%
非救急車（自家用車、徒歩ほか） 93.6%
来院方法

要入院 14.5%
入院不要 85.5%
入院の要不要

14.5%

　本来、緊急性が高い重症患者の診療を最大の目的としている救急病院。そこにいわゆる救急ではない軽症の患者が多く集まり、重症者の治療に支障が出ていることが、全国でも八重山でも問題になっている。頭痛がする、熱が出た、手足をぶつけた、それぞれ心配なこともあるだろうから、すぐに病院へかかりたいという気持ちはわかる。また、昼間は仕事でどうしても病院に行くことができないので、夜間に救急外来に行くこともあるだろう。

八重山病院で 2009 年度に救急外来を受診した患者さんのうち、救急車で運ばれる人は約 6.4％、入院を必要とする人は約 14.5％で、全体の 80％以上が入院に至らず帰宅できる軽症者だった。

　コンビニエンスストアの 24 時間営業と同じ感覚で、自分の都合のいい時間に救急室を利用することを「コンビニ受診」と呼んでいる。上記の軽症の患者さんのうち、ほとんどは適切に受診をしているであろうが、中にはコンビニ受診の患者さんは少なからずいる。例えば「三日前から腰が痛い」と特に痛みが増強したわけでもないのに、日曜日の 23 時頃受診する患者さんだ。その場合は翌日月曜日の整形外科の外来を受診してほしい、ということだ。

　いわゆる一般的な救急センターの医師の診療体制は、昼間は A 医師、夜間は B 医師、次の日の昼間は C 医師、その日の夜間は D 医師、というふうに長くても 12 時間で救急室の勤務を交代するのが普通だ。だが八重山病院はそんな体制の救急病院ではない。平日、ある医師が当直をするとその医師は 35 時間連続勤務になる。

　救急病院は脳卒中や心筋梗塞、交通事故による大量出血など、一刻を争うケースに対応するためのものだ。医師の診療体制が救急医療用に整備された病院でも、コンビニ受診は良くない。まして八重山病院ではなおさら、である。

第二章　医療の話

よもやま話

　そう、K 君は琉球大学麻酔科きってのイケメンで高校生にモテモテだったのだ。まるで今でいう韓流スターのコンサートのように盛り上がっていたという。
　ちなみにその後私にも講義の話があったが、私のイケメン度では行くと寂しい気持ちになりそうだったので何か理由をつけて断ったのを今でも覚えている。

ムヌカンゲー 33 小児科の準夜帯受診率

八重山病院における小児科の時間外受診率（％）

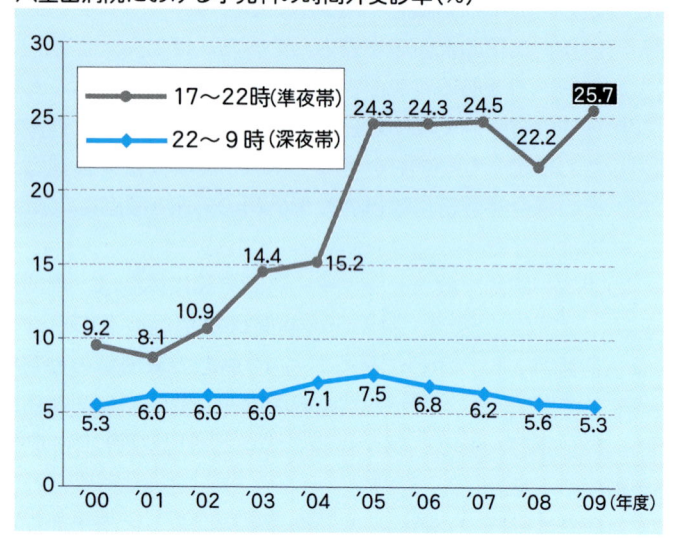

- 17〜22時（準夜帯）: '00 9.2, '01 8.1, '02 10.9, '03 14.4, '04 15.2, '05 24.3, '06 24.3, '07 24.5, '08 22.2, '09 25.7
- 22〜9時（深夜帯）: '00 5.3, '01 6.0, '02 6.0, '03 6.0, '04 7.1, '05 7.5, '06 6.8, '07 6.2, '08 5.6, '09 5.3

25.7％

　夕方5時を超えると病院は当直体制になり時間外診療となる。その時間外を二つに分け、17時から22時の間を準夜帯、22時から翌朝9時までを深夜帯と呼んでいる。

　八重山病院の小児科を受診した患者さんの受診時間帯を調べると、準夜帯に受診した患者さんがここ数年、急激に増えている。2009年は25.7％、約4人に1人が準夜帯に受診している。一方、深夜帯の受診は横ばいだ。

　これは何を意味するのだろうか。子供の数が増えたわけでは

ないだろう。それなら深夜帯の受診も増加するはずだ。私なりの分析では、ひとつは共働きが増えて、親が家に帰って来て初めて子供の体調不良に気づき、それから病院を受診するというパターン。もう一つは、5時までの通常の外来は混んでいるので、準夜帯のすいた頃に受診するというパターン。どちらであっても要は本当に「救急」かどうかだ。

　私が小学生の頃、歯が痛い時は、父親に濃い泡盛を口に含まされ、しびれさせて朝まで痛みをごまかしていた。また、ナイフで指を切った時もタバコをほぐして葉っぱを傷口に当てられた。医師になってこんな民間療法が必ずしも正しくはないこともわかったが、少なくとも父親の「これくらいで病院に行くもんじゃない」という教えは感じた。「病院は病人が行くところだ、お前は病気じゃない」と言っていた記憶もある。

　とは言っても、子供のこととなると軽症とは思っても心配になるのが親の性。そんな親御さんたちのためにプッシュ回線で「#8000」に電話をすると、小児科限定で救急外来を受診するべきかどうかのアドバイスがもらえるという事業を沖縄県をはじめ全国で行っている。

　沖縄県では毎日19時から23時の4時間だけだが、土日祝祭日もやっている。どの病院も時間外診療だと費用も割り増しになるので、病院にかからなくてもいい状態なら家で見ておくのも手だ。そういう意味でも「#8000」を活用して病院を適切に利用してもらいたい。

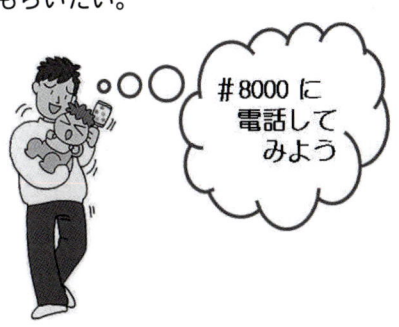

第二章　医療の話

ムヌカンゲー 34 周辺離島からのヘリ患者搬送件数

ヘリ患者搬送件数と医師添乗率

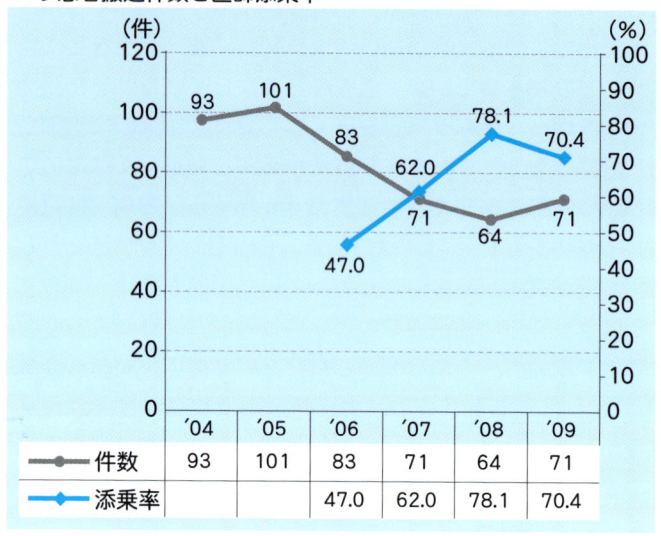

	'04	'05	'06	'07	'08	'09
件数	93	101	83	71	64	71
添乗率			47.0	62.0	78.1	70.4

80.5件／年

　八重山諸島には西表島、小浜島、竹富島、黒島、波照間島、鳩間島、新城島、与那国島の有人離島がある。診療所がある島もあれば、ない島もある。そこで急患が発生すると、仮に診療所があっても八重山病院のような高度な医療機器はない。医師の判断で翌朝の定期船の運航まで待てない状況なら、海上保安庁に要請してヘリコプターで患者さんを搬送することになる。

　また、多良間島は本来、二次医療圏としては宮古病院の管轄だが、海上保安庁のヘリコプターが石垣にしか常駐していない

ため、ヘリコプター運用効率の点から多良間島の患者さんも八重山病院に運ばれる。

　2009年度に左記9離島にヘリコプターが飛んだ回数は71件、そのうち70.4%の50件は八重山病院から医師が添乗して患者さんを迎えに行った（06年度から統計あり）。ここ数年の年間平均は80.5件で4.5日に1件だ。

　私も今まで3回添乗したが、夜間は特に怖い。月がないときは真っ暗で、素人にはヘリコプターが上下さかさまになっても分からない。天候が悪いときはさらに怖く、過去のヘリコプター事故が頭をよぎる。エンジン音がうるさく、患者さんとの会話もままならないので、患者さんがヘリコプターの中で急変しないか心配ばかりしている。かといってその中で大した医療行為が出来るわけでもない。おそらくどの医師も同じで、不安と恐怖の連続だと思う。

　いわゆる、「ドクターヘリ」を運用している病院は夜間は飛ばない。昼間の明るい時だけだ。夜間は危険が大きいからだ。

　八重山では海上保安庁の厚意で夜間も飛ぶ。飛ぶにもかかわらず、ヘリコプター搬送のための専従医師は八重山病院にはいない。つまりドクターヘリではないということだ。ヘリコプターによる急患搬送のための当番を、普段の当直とは別に内科医を中心に10人前後の医師で組んでいるが、これも八重山病院で働く医師には負担になっている。

　八重山では住民も医師も、本島にはないストレスにさらされている。

　しかし、そんな中、2011年5月31日には第11管区海上保安本部石垣航空基地の急患搬送の件数が2,500件を数えた。しかも39年間無事故でだ。海上保安庁には本当に頭が下がる。

第二章　医療の話

ムヌカンゲー 35 他地域からの救急室搬送者数

八重山病院救急室への他施設からの搬送者数(人)

年　度	'07	'08	'09
離島診療所	282	249	236
開業医	601	601	621
病院・施設	235	209	153
その他	19	15	42
計	1137	1074	1052
一日平均	3.11	2.94	2.88

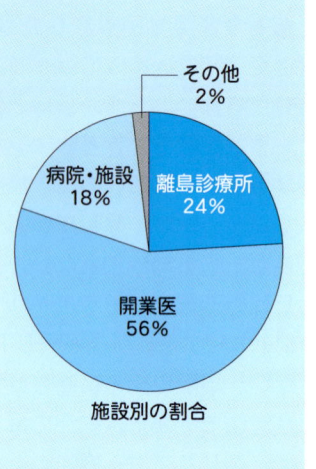

施設別の割合
- 離島診療所 24%
- 開業医 56%
- 病院・施設 18%
- その他 2%

2.98 人／日 （3年間）

　限られた医療資源を市民に対して合理的・効果的に提供するために、救急の分野では、患者さんをその状態に応じて一次救急、二次救急、三次救急に分類する。

　一次救急とは入院が必要のない救急医療を言い、一般的に市町村が担当する。外来診察室があればできるからだ。逆に言えば一次救急を担当する施設は、設備的には二次・三次救急には対応できない。

　二次救急とは入院や手術を要するものを言い、入院施設や手

術室がある総合病院が担当するのが普通だ。

　三次救急とはすぐに生死にかかわるような重篤な疾患や多発外傷に対する救急医療を言う。

　八重山地域における救急医療は、本来、一次救急を石垣市などの自治体が担当し、そこで対応できない患者さんを二次・三次救急として八重山病院に搬送することが理想だ。実際、日本全体で見るとそんなふうに役割分担がされている地域が多い。

　しかし市民にとって自分あるいは家族が何次の救急にあたるのかを判断するのは難しい。仮に何次の救急かどうかが判断できたとしても、八重山ではそれに対応して病院を選択できる状況にない。ここが八重山の救急医療全体の難しさでもある。

　左記データは八重山病院以外のすべての医療施設から八重山病院に搬送された患者数と施設ごとの割合だ。二次・三次の救急医療を求められて搬送されてくるのだ。この3年間、1日平均約3人の患者さんが他施設から八重山病院救急室に搬送されたことになる。もちろん他の施設を経由せず直接八重山病院に運ばれる重症の患者さんも1日におよそ4人いる。

　重症の患者さんは検査・診断・治療すべてにおいて時間がかかる。救急室の前で「ただいま2時間待ち」と書いてある札を見たことがある人も多いと思う。その時は上記のような重症の患者さんに対応しているので2時間待つことにご理解いただきたい。

第二章　医療の話

よもやま話

　日本では医師は2年に1回、厚労省に医師としての活動状況を報告する義務がある。そこで医師数が把握されるわけだが、日本には2008年12月31日現在、286,699の医師がいることになっている。しかし免許は持っているもの、結婚した女医や退職した医師などのように医師として働いていない人が約7〜9％いて、実際に臨床を行なっている医師は約264,000人と言われている。

ムヌカンゲー 36 八重山病院救急室の受診後帰宅率

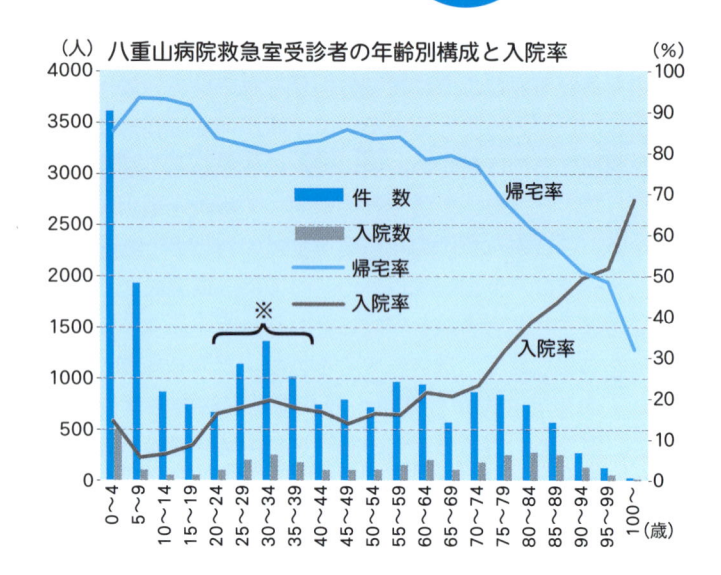

八重山病院救急室受診者の年齢別構成と入院率

81.6%

2010年度八重山病院救急室を受診した患者さんは延べ19,585人。そのうち入院した人は3,610人で、入院せずに帰宅した人は15,975人。帰宅率は81.6％となる。

19,585人を0～4歳、5～9歳…と5歳ごとに年齢別に分けてみると上記のようなグラフになる。年齢が上がるにつれて入院する割合が高くなっている。これは当然といえば当然だと思うが、ちなみに100歳以上は22人受診して15人が入院していた。入院率は68.2％だ。

0〜5歳の入院率は14.1％で小児の中では最も高かった。受診者数も年齢別で最も多く3,610人が受診していた。受診の理由は「発熱」が最多で、乳幼児ということを考えれば納得できる。

　このグラフで特徴的なのは、20〜40歳(グラフ内※マーク)の辺りがその前後の年齢層に比べて受診数も入院率も高いことだ。最も健康な人が多いはずの年代なのにどうしてか。

　理由は妊婦さんだ。八重山病院では統計上、臨月に入った妊婦さんが産気づいて出産のために受診する時、すべて救急室を経由して入院することになっているのでこのようなデータになる。年間600人以上の妊婦さんがいるのでその年齢層が多くなるのだ。

　一方、入院しなかった81.6％の人は受診後帰宅したわけだから、「救急室を受診しなくてもよかった」ということになる。しかしこの81.6％の人も医師の診察を求めているのは間違いない。「救急」ではないが夜間に診察が必要な患者さんがいるということだ。それを夜間診療所が担うのが本来の形だが、八重山には夜間診療所がない。そのため「こんなの救急じゃないだろう」という医療者の意識と「今しか受診できないんだから診てほしい」という患者さんの意識のズレがお互いのストレスに繋がっているような気がする。

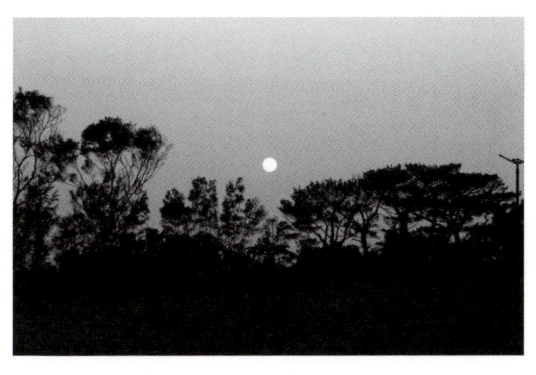

第二章　医療の話

石垣島の夕焼け

ムヌカンゲー 37 石垣市消防の救急車出動回数

救急車出動回数

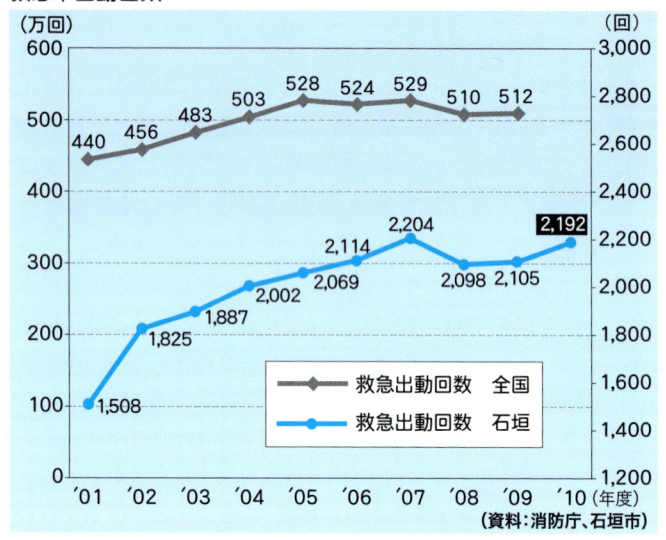

2,192 回

　読者の皆さんは、石垣島内で1日に何回、救急車が出動していると思いますか。答えは約6回/日。4時間に1回出動していることになる。これが多いか少ないかはともかく、2010年は2192回で2001年の1508回と比べると1.45倍に増加している。全国レベルでも増加傾向は変わらず、2009年は2001年比で1.16倍だ。

　人口はそんなに増えていないのに救急車の利用が増えているのはなぜか。高齢化社会が原因かとも思うがそれだけではない

ようだ。救急車を必要としない状況でも119番通報していることが主な原因の一つらしい。

医療に通じていない一般市民にとって、救急車が本当に必要かどうかの判断が難しいことがあるのは理解できる。医師でも病院外にいたら判断が難しいこともあるだろう。しかし、そんな問題ではなく、明らかに救急車をタクシー代わりに利用しているケースが増えているという。

実際に石垣であったケースだが、119番通報で救急車が駆けつけると、電話をかけた本人が玄関前で荷物をまとめて待っていたこともあったとか……。つまり荷物を持って立っていられるのなら、緊急を要する状態ではないということだ。

また車がないからと言って川平のホテルから救急車で八重山病院に来た観光客もいた。

もっとも困るのは、救急車が不要な出動をしている時に、救急車を本当に必要としている人が発生した時だ。救急車を出動させたくても行けないということだ。それでは適切な救急活動が適切に市民に提供されないことになる。

そんな人たちは「税金を払っているから救急車に乗る権利がある」と主張するらしいが、それは間違った権利の主張ではないだろうか。

このような事態に対して救急車を有料化した自治体もある。また、現場到着後に救命士の判断で搬送を断っている消防署もあるそうだ。

消防庁は国民に対して救急車の適正利用を訴える活動を行ったため、全国的にも出動回数は2008年にはいったん減少した。しかし最近また増加傾向にある。

ムヌカンゲー 38 石垣市の救急車の現場到着時間

救急車の現場到着時間と病院収容時間（分）

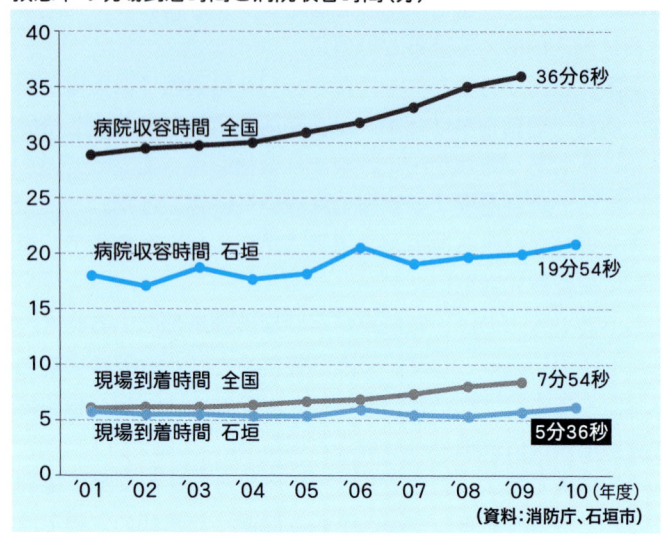

- 病院収容時間 全国 36分6秒
- 病院収容時間 石垣 19分54秒
- 現場到着時間 全国 7分54秒
- 現場到着時間 石垣 5分36秒

（資料：消防庁、石垣市）

5分36秒

　2009年、石垣市の救急車の平均現場到着時間は5分36秒で全国平均の7分54秒に対して2分18秒早い。また、救急車が消防署から出動して病院に患者さんを収容するまでの時間は石垣市が19分54秒で全国の36分6秒より16分12秒も早い。

　救急車の要請があった時、現場にできるだけ早く着いて、病院にできるだけ早く搬送することは、市民の生命を守ることにとってとても大切なことだ。そのデータが全国平均に比べてこ

んなに素晴らしいということは石垣市消防署の誇れるデータだと思う。

　石垣市はシード線以南（島の南側の一角）に島全体の人口の90％以上が住んでいるので、必然的に現場到着時間や病院収容時間が短くなる。逆の言い方をすれば、消防署と病院が市街地にあるため、患者さんの多くはその近くで発生しているということだ。

　少し話題が変わるが、ここ数年全国的に救急患者の「たらい回し」が問題視されている。「たらい回し」とは、救急病院であるにもかかわらず、「別の患者さんに対応している」とか、「手術中」という理由で、救急車を受けてくれないことをいう。受け入れてくれる病院を探すために救命士は何ヶ所もの病院に電話をかけるという。上記の全国の 36 分 6 秒という収容時間には、この「たらい回し」の時間が加味されているのであろう。

　この「たらい回し」が沖縄県にはないのだ。これは沖縄県が日本に復帰した直後から言えることで、特に中部病院をはじめとする県立病院や他の救急病院の先輩諸氏の努力の賜物だと思う。この風潮は八重山においても同じで、「たらい回し」をしないという長年の姿勢が、八重山における病院収容時間を短くしているのに一役かっていると思われる。

　ちなみに 2010 年、全国のデータはまだ発表されていないが、石垣では現場到着時間が 5 分 38 秒、病院収容時間は 20 分 55 秒だった。両方とも前年より延長しているのが少し気にかかる。

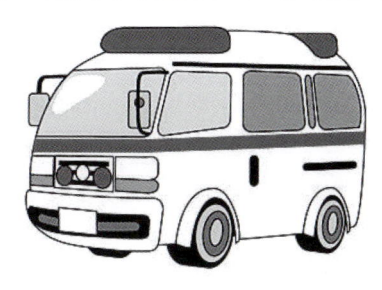

ムヌカンゲー 39 心肺停止患者の社会復帰者数

心肺停止後の社会復帰者数

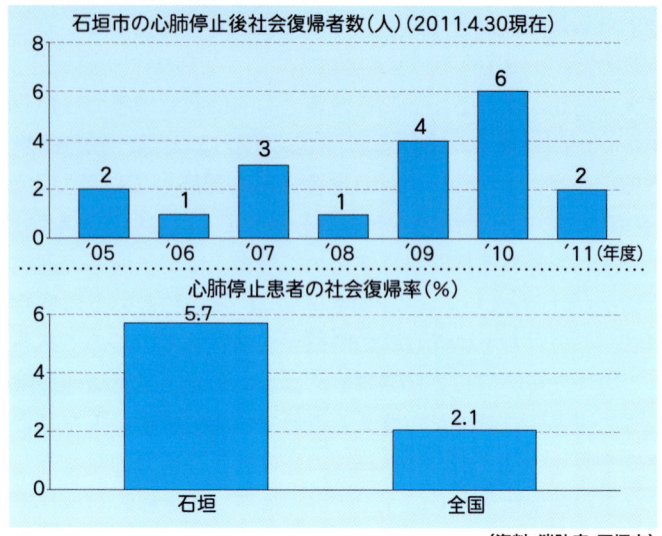

石垣市の心肺停止後社会復帰者数（人）（2011.4.30現在）
- '05: 2
- '06: 1
- '07: 3
- '08: 1
- '09: 4
- '10: 6
- '11: 2
（年度）

心肺停止患者の社会復帰率（%）
- 石垣: 5.7
- 全国: 2.1

（資料：消防庁、石垣市）

19人/7年

　2005年3月から2011年4月までの約6年間で石垣島で発生した心肺停止の患者さんのうち19人が社会復帰している。私はこの19人という数字は石垣市が日本全国に誇るべきものだと思う。その期間に心肺停止した患者さんが333人いたので、心肺停止者のうち約5.7％の人が社会復帰したことになる。全国平均は2005年から2008年までの4年間で2.1％。全国では100人中2人しか社会復帰できないのに、石垣では100人中6人近くの人がまた元の生産活動ができている、という

ことだ。

　心肺停止した場合、蘇生後に心拍が再開するかが第一関門。仮に心臓が動き出しても1ヶ月後に死亡する人が多い。次に意識が回復するかが第二関門。脳が生きているかどうかだ。他の身体機能が残されているかが第三関門。すべてがうまくいって社会復帰に繋がる。

　このようなすばらしい結果になっている石垣は何が優れているのだろうか。私はその理由は主に2つあると考えている。一つは心肺停止の通報が石垣消防にあった時に、消防職員が通報者に受話器越しに心臓マッサージを指導していること。もう一つは救急車が患者さんのもとに早く着いて、救急隊が適切な処置を行ない、患者さんを病院に早く搬送していることだ。

　「バイスタンダー」という専門用語がある。心肺停止の患者さんの「そばに居合わせた人」のことだ。このバイスタンダーが心肺蘇生を行なうと救急車が到着するまでに何も蘇生行為を行なわなかったのに比べて、蘇生する確率や社会復帰する確率がかなり高くなる。

　1992年に日本で初めての救命士が誕生し、石垣市消防本部でも2001年6月から救命士が活動している。救命士は心肺停止の患者さんを含め、あらゆる救急活動の技能向上を目指して日々鍛錬している。加えて一般市民への心肺蘇生法の普及にも力を入れている。沖縄県で初めて医療従事者ではない一般の人がAED（自動体外式除細動器）を使用したのも八重山だ。このような背景で、八重山ではバイスタンダーによる心肺蘇生が多く行われ、より多くの人の命が救われている。

　日本全国いろんな自治体で一般市民向けの救急救命講習を実施している消防署がある。あなたの大切な人の万が一に備えて、一度受講してみてはどうだろうか。

第二章　医療の話

よもやま話

　OECD（経済協力開発機構）の資料で加盟国の「臨床に従事している看護師密度（人口1,000人あたりの看護師数）」が下のグラフだ。（2009年度調べ）

　日本は人口1,000人あたり9.5人で加盟国34ヵ国中15位。世界の平均よりも少し多い。医師は平均以下なのに比べると看護師はそれなりに満たされているということか。

　ちなみに八重山の看護師数は約300人、人口1,000人あたりにするとおよそ5.7人。日本の平均9.5人の3分の2しかいない。

国	人数	国	人数
平均	8.4	オランダ	8.4
チリ	0.5	カナダ	9.4
トルコ	1.5	日本	9.5
メキシコ	2.5	フィンランド	9.6
ギリシャ	3.3	イギリス	9.7
イスラエル	4.5	オーストラリア	10.2
韓国	4.5	ニュージーランド	10.5
スペイン	4.9	アメリカ	10.8
ポーランド	5.2	ルクセンブルク	10.9
ポルトガル	5.6	スウェーデン	11.0
スロバキア	6.0	ドイツ	11.0
エストニア	6.1	アイルランド	12.7
ハンガリー	6.2	ノルウェー	14.2
イタリア	6.4	デンマーク	14.8
オーストリア	7.6	ベルギー	14.8
スロベニア	8.1	スイス	15.2
チェコ	8.1	アイスランド	15.3
フランス	8.2		

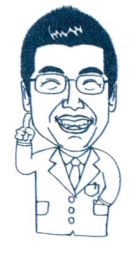

第三章

離島ならでは
の話

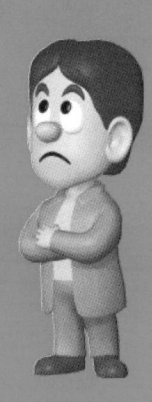

ムヌカンゲー 40 八重山病院の血液製剤購入額

八重山病院の血液製剤購入額

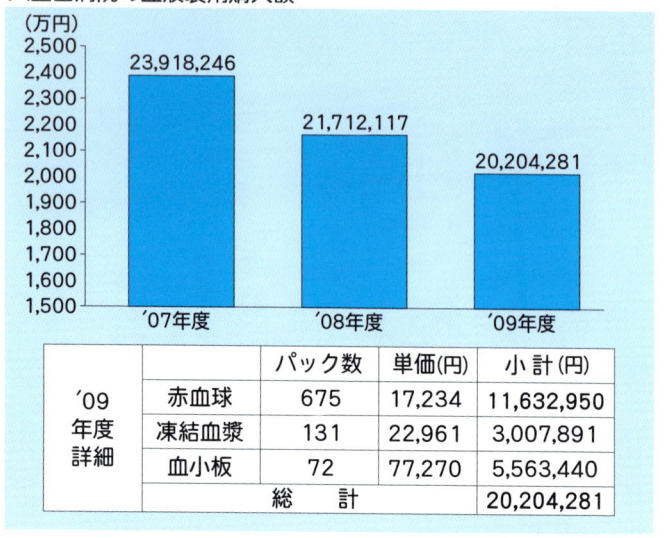

- '07年度: 23,918,246
- '08年度: 21,712,117
- '09年度: 20,204,281

'09年度詳細

	パック数	単価(円)	小計(円)
赤血球	675	17,234	11,632,950
凍結血漿	131	22,961	3,007,891
血小板	72	77,270	5,563,440
総　計			20,204,281

約 2,020 万円

　人体から採取された血液を原料として製造されるものを「血液製剤」という。血液製剤は赤血球、凍結血漿、血小板に大きく分けられ、それぞれ使用する目的が違う。貧血であれば赤血球を、血液が固まりにくい疾患に対しては血小板を、というふうに使い分けるのが基本だ。この考え方で行う輸血を成分輸血という。

　ここ数年、献血に協力してくれる健康な一般人が減少しているため、輸血用の血液が不足しがちだ。そこでより多くの患者

さんに効率よく血液が使用できるように成分輸血が実施されるようになったのだ。

献血で採血した200mlの血液を分離精製して血液製剤はつくられるが、200ml分の赤血球を「1単位」と呼び、140ml入っている。同じように1単位の凍結血漿には120ml、1単位の血小板には20ml入っている。合計すると200mlにならないが、これはほかの薬剤が入っているためだ。

読者は意外に思うかもしれないが、血液製剤は法的には「医薬品」なので、薬と同じように薬価が定められている。それぞれ何種類かあるが、八重山病院で私たちがよく使うのが、赤血球なら1パック2単位で17,234円の製剤だ。凍結血漿は1パック5単位で22,961円、血小板は1パック10単位で77,270円だ。

八重山地区では血液製剤を製造できないので、八重山病院が那覇の沖縄県赤十字血液センターから左記の値段で購入して患者さんに使用している。

2009年度に八重山病院で購入した血液製剤は赤血球約1160万円、凍結血漿約300万円、血小板約556万円で総額約2020万円分だった。この額は多い？それとも少ない？みなさんはどう感じますか？

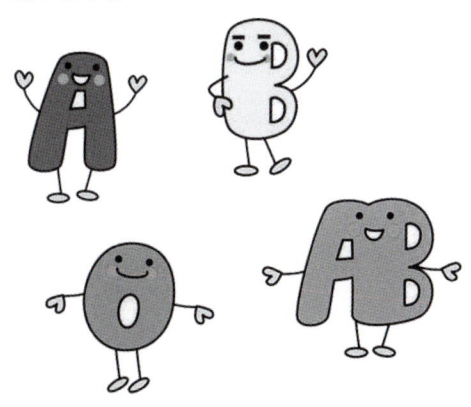

ムヌカンゲー 41 八重山病院の血液製剤廃棄額

八重山病院の血液製剤購入額と廃棄額

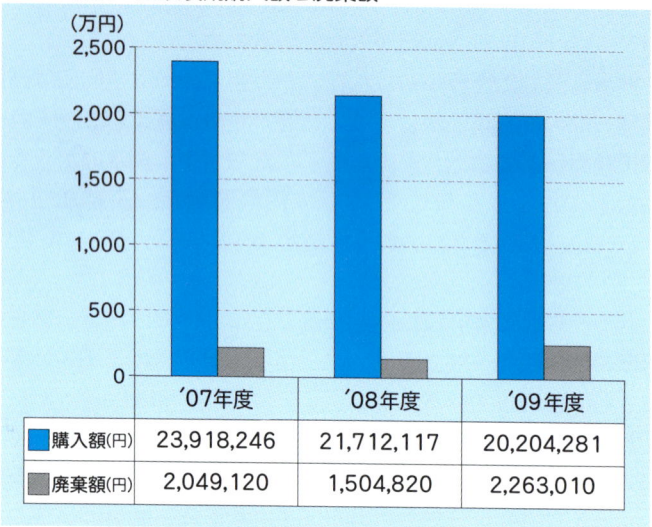

(万円)

	'07年度	'08年度	'09年度
購入額(円)	23,918,246	21,712,117	20,204,281
廃棄額(円)	2,049,120	1,504,820	2,263,010

2,263,010 円

　離島である八重山は民間飛行機で血液製剤が運ばれるので、那覇の血液センターに連絡してから使えるようになるまで、どんなに早くても3～4時間はかかる。しかも民間飛行機が飛ばない夜間は手に入らない。

　八重山病院では夜間などの緊急輸血に備えて、毎日の血液製剤の在庫を、例えば赤血球の場合、A型が3パック、O型3パック、B型1パック、AB型1パックと決めている。しかし血液製剤はそれぞれに有効期限があり、赤血球は21日、凍結

血漿は1年間、血小板は採血後4日しかもたない。しかも血液センターから一度購入すると返すことはできないので、使われなければ捨てることになるのだ。しかもその費用は患者さんに請求できないので基本的には八重山病院持ちということになる。

例えば、出血が予想される手術があれば、本島だと予想出血量の分だけ血液を準備するが、八重山病院では予想量より多めに準備する。でもいざ手術を行うと出血量が少なく、準備した血液が残ってしまうことがある。その場合、残った血液を有効期限内に別の患者さんに使えなければ廃棄せざるを得ない。

2009年度に購入した約2000万円分の血液製剤のうち、11.2％の約226万円分が廃棄処分になった。一般的な総合病院の廃棄率はおよそ3〜5％だ。

輸血が必要なときに血液がないのでは困る。でも在庫数が多いと廃棄量も多くなる。必要量の予測も難しい。いろいろ議論して現在の在庫数にしているが、それでも年間で上記の額の血液を捨てている。これでは厚意で献血している人たちにも申し訳ない。

離島には「輸血」をするにも沖縄本島にはないムヌカンゲーがある。

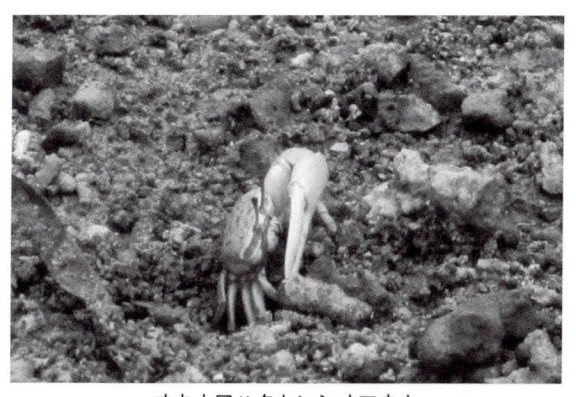

オキナワハクセンシオマネキ

ムヌカンゲー 42 八重山病院の生血使用量

八重山病院の生血輸血量(人分)

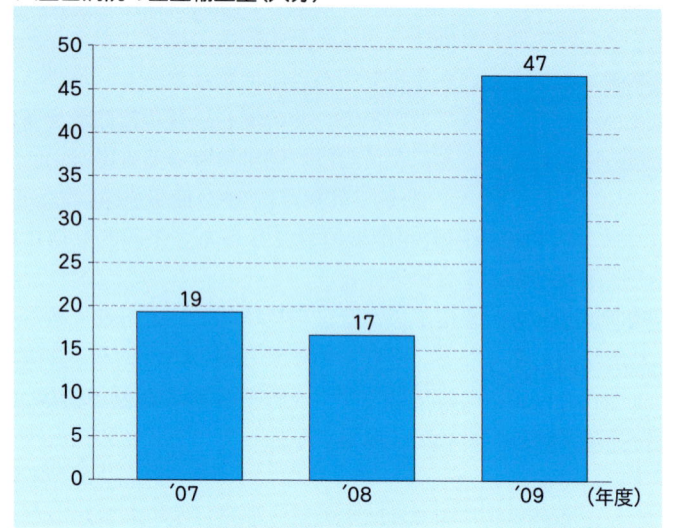

年度	人分
'07	19
'08	17
'09	47

27.6 人分 / 年

輸血に関する話題をもうひとつ。

人の血液量は体重の約 7 〜 8％と言われ、60kg の成人だと約 5,000ml ある。大きなペットボトル 2 本半分だ。

以前、交通事故による多発外傷で、出血が 3,000ml を超えるような患者さんがいた。しかも短時間での出血だ。当然輸血が必要だが、在庫の血液製剤では足りない。

ではその時どうするか。

答えは「市民の協力を得るしかない」だ。まずタクシー無線

や石垣ケーブルテレビの放送を使って市民を集める。院内放送でも同じ血液型の人を集める。深夜だと患者さんの家族に知りあいを呼んでもらったりもする。

　献血を希望する人が病院に来たらちょっとした問診をして採血を行い、血液型を検査して患者さんに輸血する。大量出血の時は何よりもスピードが求められる。これで一命を取り留めた患者さんが何人もいた。

　このような輸血のやり方を生血輸血と呼んでいるが、いいことばかりではない。生血輸血は血液製剤を輸血する場合より患者さんに副作用が出る確率が高い。特に血縁関係が近い場合はさらに危険度が増す。赤十字血液センターでは献血された血液に対して副作用を抑えるために放射線を照射する。しかし八重山病院では放射線照射が行えない。それでも八重山病院では生血輸血が患者さんの命を救うための最後の手段なので、どうしても行わざるを得ない。

　この3年間で、八重山病院で生血輸血に使われた血液は83人分、約30,000ml、年平均にすると27.6人分、約10,000mlだった。上記のような呼びかけに応じてくれた市民は3年間でのべ約300人。これだけの市民が見知らぬ患者さんのために駆けつけて血液を提供してくれたのだ。数年前には八重山農林高校の生徒が30人ほど集まってくれたこともあった。

　八重山って……めっちゃ、かっこいい。

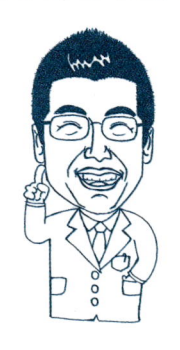

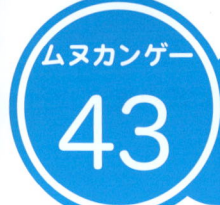

ムヌカンゲー 43 石垣市民の市内の病院への入院率

石垣市民の市町村別病院受診率（国保）

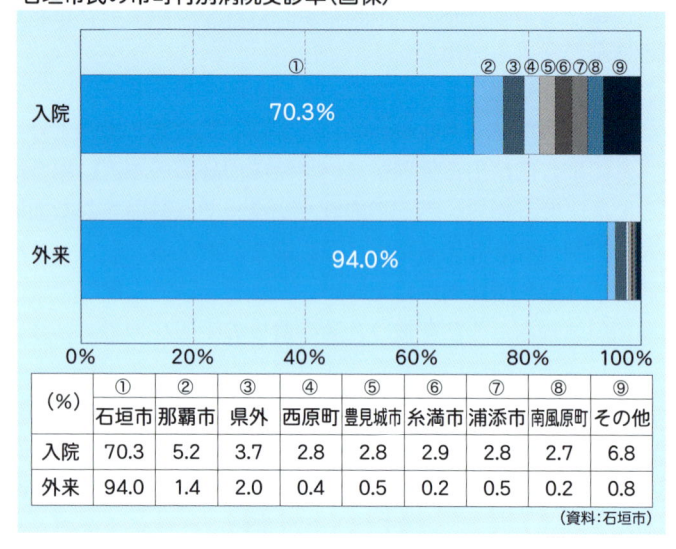

(%)	①石垣市	②那覇市	③県外	④西原町	⑤豊見城市	⑥糸満市	⑦浦添市	⑧南風原町	⑨その他
入院	70.3	5.2	3.7	2.8	2.8	2.9	2.8	2.7	6.8
外来	94.0	1.4	2.0	0.4	0.5	0.2	0.5	0.2	0.8

（資料：石垣市）

70.3%

　上記グラフは2010年度、国民健康保険（以下：国保）に加入している石垣市民が病院を受診する際、どこの市町村の病院を受診しているかを見たものだ。

　石垣市民は全体の70.3%が石垣市内の医療機関に入院し残りの29.7%は那覇市や県外、西原町、豊見城市などの島外の医療施設に入院していることになる。

　外来では94.0%の石垣市民が、石垣市内の医療機関を受診し、残りの6.0%の市民が島外の病院の外来を受診している。

入院は70.3％、外来は94.0％。外来より入院の割合が低いのはなぜだろう。石垣市以外の市町村の場合は入院の割合が外来のそれより高い。

　今回は国保のデータだけだが、地共済や社保も同じ傾向だと思う。なぜだろう？

　その理由をムヌカンゲーしてみる。入院が必要な病気になった患者さんが「八重山病院では心もとない」とか「子や孫が住んでいる沖縄本島で」などの理由で島外の病院を受診するという話はよく聞く。また、「八重山病院の医療資源では診ることができない」という理由で、八重山病院が島外の病院へ紹介している患者さんもいる。さらに、実際は八重山病院で診ることができるのに、その情報が伝わらず、市内の診療所から島外の施設に紹介される市民もいる。

　風邪や手足の骨折など、外来の診療ですむレベルの疾患であれば、わざわざ島外の病院の外来は受診しないということも言えるだろう。

　以上が上記の「なぜだろう」の答えになりそうだ。

　コストパフォーマンスや人材難などの理由でどうしようもない面もあるが、外来の診療だけですむ市民も、入院が必要な市民も、八重山病院や石垣市にある医療施設で満足する医療が受けられるようにしたいものだ。

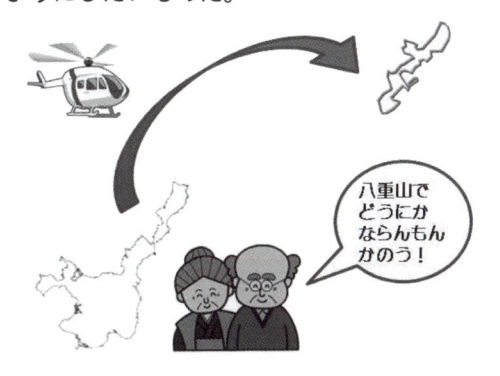

第三章　離島ならではの話

ムヌカンゲー 44 石垣市民の市内の病院の利用率

石垣市民の年度別病院受診率（国保）（％）

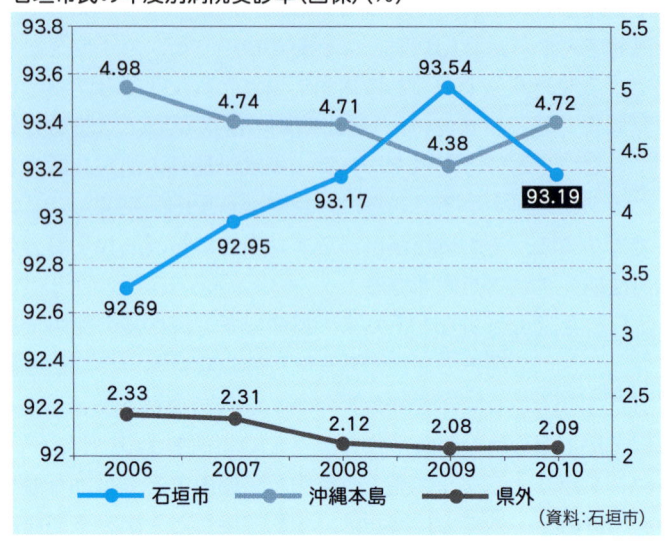

(資料:石垣市)

93.19%

前項で、2010年度の国民健康保険に加入している石垣市民が病院を受診する際、どこにある病院を受診しているかを市町村別、入院・外来別に示したデータを紹介した。今回は医療施設を石垣市内と沖縄本島、県外の三つの地域に分けて5年分のデータを分析してみた。

グラフを見ると気づくと思うが、石垣市内の医療施設を受診する患者さんがこの5年間で少しずつ増えている（2010年度は減少したが）。逆に沖縄本島と県外の医療施設を受診してい

る市民がわずかにだが減ってきている（これも 2010 年度は増加した）。

　これは少しずつではあるが、八重山の医療が沖縄本島並み、あるいは県外の病院並みのレベルになっていることの証明ではないだろうか。八重山病院や石垣市内の病院・診療所・クリニックがいろんなインフラを整備したり、人材を集めたりしてきた結果だと思う。

　現在では八重山病院でも本島の病院と同じレベルでできる診療内容もあるし、場合によっては八重山病院の方が高い診療レベルのものもある。優秀な医師が八重山病院に転勤してくる場合もあるからだ。

　今後もこの傾向が続けられるように八重山病院も努力したいと考えている。市民のみなさんにはぜひ島外の病院を受診する前に八重山病院あるいは石垣市内の医療施設に相談していただきたい。

　元気が出る話を一つ。先日、大量出血の緊急手術で、八重山病院内の血液製剤だけでは不足するという事態になった。そこで島内のラジオ放送で献血者を募ったところ、その放送を聞いた八重山農林高校の高校生が 2 名来てくれた。夜の 9 時過ぎだったのでその高校生たちは家にいたはずだ。家で「お母さん、病院で血液が必要な人がいるみたいだから献血に行ってくる」「うん、わかった。行っておいで」という会話をしてきたのだろうか。もしそうだったらイケてる両親だ。

　また入院中のある患者さんが院内の全館放送を聞いて、「自分の息子が A 型だから」と自宅に電話をして息子さんが来てくれた。

　八重山って、やっぱ、めっちゃ、かっこいい。

ムヌカンゲー 45 八重山病院のひと月の電気料金

八重山病院における月別電気料金(2010年度)(円)

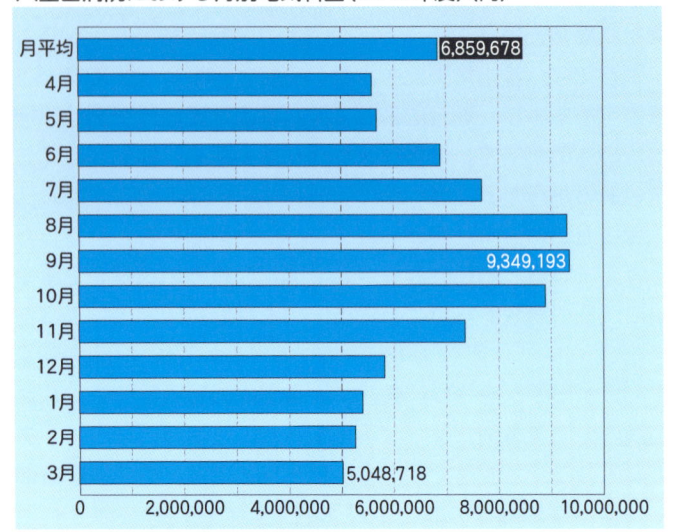

月平均	6,859,678
4月	
5月	
6月	
7月	
8月	
9月	9,349,193
10月	
11月	
12月	
1月	
2月	
3月	5,048,718

6,859,678 円

　インターネットで調べてみると、電力会社によって差はあるが日本の一般家庭の電気料金は、月に1世帯あたり約6,500円と見積もっているようだ。

　八重山病院の電気料金は2010年度の数字で見ると、年間総額約8,200万円にものぼる。最高は9月の約935万円、最低は3月の約505万円だった。月平均では約686万円だ。6,500円で割ると、毎月一般家庭の1,055世帯分の電気を八重山病院で使っていることになる。

八重山病院は296床のベッド数なので、満床だと約300人の患者さんが入院している。外来患者さんが1日約400人いて、職員も約300人いるので、どんなに多くても1日約1,000人の人しか病院にいない。1世帯4人で計算すると250世帯だ。電気は1,055世帯分使用しているので、いかに病院というところが電気を使うかがわかる。主に冷房機器に使っていて、その他人工呼吸器や透析装置、各種検査機器、レントゲンなどの画像撮影機器もかなりの電力を必要とする。

　話は少し変わるが、八重山病院の手術室のクーラーは温度調整ができない。スイッチのオンオフしかないのだ。手術中でも、暑ければオンにし、寒いとオフにする。「25℃に設定」なんて当たり前のことができない。しかも隣り合った2つの手術室は、2室でスイッチが一つしかない。それぞれの部屋ごとにオンオフもできないし、まして部屋ごとの室温調節はできない。

　手術をしている外科医は麻酔科医よりも術着を1枚多く身につけているし、無影灯のすぐ下で手術をするので電球の熱で暑い。でもそれにあわせて室温調節ができないのだ。そんな30年以上も前に作られた設備に耐えながら手術する外科医たちは気の毒だといつも思う。

よもやま話

　2011年の東日本大震災のあと、原発事故で漏れた放射性物質のことが「見えない敵」と表現されるのをよく目にする。

　しかし考えてみれば、医師が常に対峙している患者さんとその身体の中に潜む病気は、体の表面にある異常でない限り基本的には見えない敵だ。お腹が痛い、熱がある、といった症状を聞いたり、聴診器で胸の音を聞いたり、お腹をさわったりするだけでは敵の本隊は見えないことがある。そこで血液検査やレントゲン検査などの様々な検査を行うが、それでも見えない場合もある。

　107ページへつづく。

ムヌカンゲー 46 八重山病院のひと月の重油代

八重山病院における月別重油代（2010年度）(円)

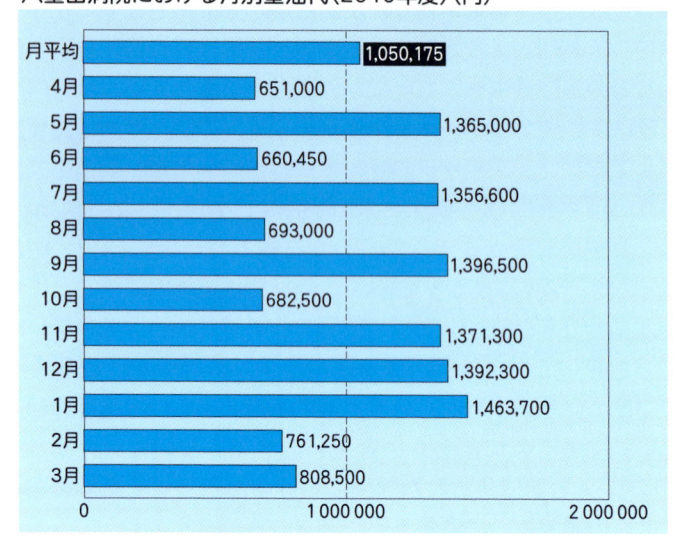

月	重油代
月平均	1,050,175
4月	651,000
5月	1,365,000
6月	660,450
7月	1,356,600
8月	693,000
9月	1,396,500
10月	682,500
11月	1,371,300
12月	1,392,300
1月	1,463,700
2月	761,250
3月	808,500

1,050,175 円

重油というと何を連想するだろうか？

　私はウミンチュ（漁師）の家で育ったので、重油といえば船の燃料が第一に頭に浮かぶ。しかし海とは関係ない八重山病院でもかなりの量の重油を使用している。その多くはボイラーに使用しているが、主に厨房や洗濯場、手術器械類の滅菌に役に立っている。重油は月に1回購入する月と2回購入する月があるが、購入額は年間約1,260万円、月平均105万円分だ。量にすると月平均15,000ℓになる。

そして購入した重油の約 10％を自家発電機の燃料に使っている。月約 1,500ℓ、十数万円分だ。

　台風などによる停電の際、自家発電ができなければ病院では甚大な影響が出る。人工呼吸器や透析装置、麻酔器、血液の検査機器、レントゲンや CT、MRI などの画像撮影機器もすべて電気がなければ動かない。外来診療は止めるという選択肢もあるかもしれないが、入院している患者さんにとっては一大事だ。人工呼吸器が止まると患者さんの命に直結するし、透析装置や麻酔器なども使用中なら患者さんの安全が守れない。つまり電気がなければ病院が機能しないということだ。

　そこで停電時のバックアップに自家発電機が必要なのだが、この発電機、停電の時だけに使えばいいというわけにはいかない。定期的に動かさないと使えなくなるのだ。停電しなくても、計 3 台の自家発電機を、毎月 3 日、1 日 20 分稼働させなければいけないらしい。東日本大震災で病院の自家発電の能力が重要視されている。そんな中、重油購入担当者は、重油を切らしてもいけないし、高い時に買ってもいけないというストレスの中で、まるで株のディーラーのように重油単価をチェックして、1 円でも安く買うための努力をしている。当たり前といえば当たり前かも知れないが、涙ぐましい努力だ。

よもやま話

　八重山では 1771 年 4 月 24 日、当時の人口の三分の一が犠牲になった「明和の大津波」があった。八重山では 240 年周期で大地震・大津波が起こっていたという説もある。2011 年が明和の大津波から 240 年目なのだが、240 年周期というのが正しいとすれば八重山では大地震・大津波がいつ起こっても不思議ではないということになる。そこで大切なのが「自助・共助・公助」。まず自分で自分の身を何とかして守る。次に目の前にいる人を何とかして助ける。最後に自衛隊や消防隊などの救助を待つ。その順番に大切だということだ。

　109 ページへつづく。

第三章　離島ならではの話

ムヌカンゲー 47

八重山病院の ひと月の水道料金

八重山病院における月別水道料金（2010年度）（円）

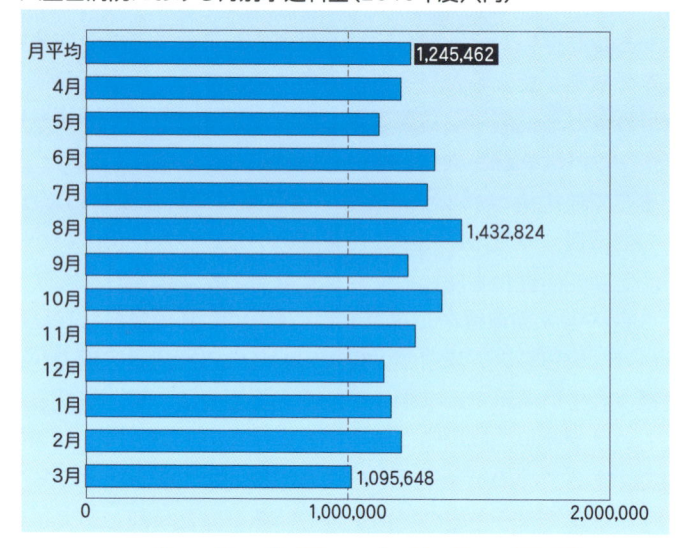

月平均	1,245,462
4月	
5月	
6月	
7月	
8月	1,432,824
9月	
10月	
11月	
12月	
1月	
2月	
3月	1,095,648

1,245,462 円

　光熱費シリーズ第三弾。今回は水道料金の話。

　みなさんの家庭では月々の水道料金はどれくらいだろうか？ 我が上原家では年間の平均が月約 2,900 円。4 人家族なのでひとり当たり約 720 円／月だ。八重山病院はというと、月平均で 1,245,462 円。上原家の約 430 倍だ。八重山病院には毎日およそ 250 人の患者さんが入院しているので、入浴や洗面には家庭と同じように水を使うだろう。食事も基本的には 3 食あるので家庭とほぼ同じはずだ。しかし 250 人× 720 円を計

算してみても18万円にしかならない。

　ではどこで何に水を使っているのだろうか。テレビのシーンにもあるように、外来では患者さん一人ひとり診察を終わるたびに医師も看護師も手を洗う。手術の時もけっこう水を使う。しかし、八重山病院では、どこでどれだけ水を使ったか詳細がわからないのだ。どの部署で、どの部屋で、どの施設でどれだけ水を使ったか細かな使用量がわからない。細かな使用量を把握できるようなメーターのつけ方ではないのだ。電気量もそうだが、東側の建物、西側の建物といった具合に、大まかな単位の使用量がわかるだけだ。それでは、細かい部分での節約や対策が立てられない。30年前はそれなりにメーターがついていたようだが、故障しては修理する、ということを繰り返しているうちに現在のような状態になったそうだ。

　スーパーで水を買うと1ℓで約200円。八重山ではガソリンが1ℓ約160円前後なので、ガソリンよりも水が高いということになる。飲み水と水道水は簡単に比較できないが、水道水もタダではない。だから節約しないといけないと思う。

　メーターがなくても水の節約はできるという声が聞こえてきそうだが、データを出してムヌカンゲーができない。もっと効率のいい節約方法があるかもしれないのに……。

よもやま話

　自助や共助ができるように、石垣市や竹富町も防災計画を見直している。また、石垣島の標高が一目でわかるハザードマップを作って、いざという時に備えようとしている民間団体もある。これは共助にあたるだろう。

　見えない敵である病気に対しても「自助・共助・公助」の順で大切だ。健康診断を定期的に受ける、たばこやお酒を適度にする、などは自助。病院で医師が提供するのが公助。しかし市民に自助の意識がないと医師が提供する公助だけでは市民の健康は守れない。自助で何とか頑張っている人に公助の手が降りてきて初めてその人の健康が守られるのではないかと思う。まずは自分にはどんな自助活動ができるか考えて実践してみてはどうだろう。

第三章　離島ならではの話

ムヌカンゲー 48 医療廃棄物の一日平均重量

医療廃棄物の一日平均重量

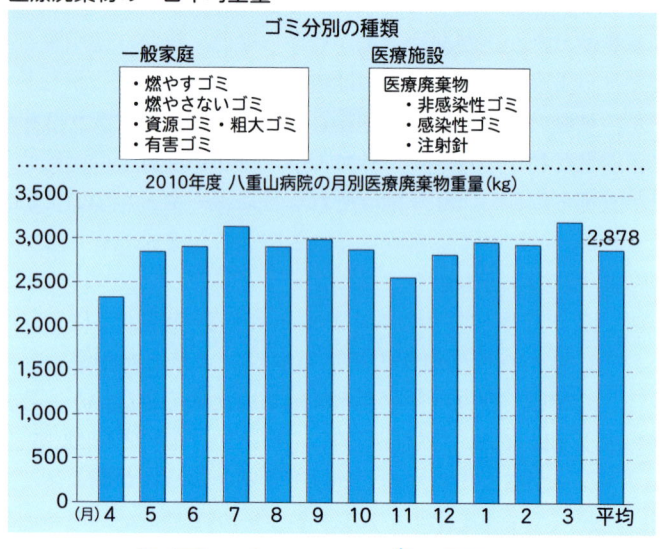

ゴミ分別の種類

一般家庭
- 燃やすゴミ
- 燃やさないゴミ
- 資源ゴミ・粗大ゴミ
- 有害ゴミ

医療施設
医療廃棄物
- 非感染性ゴミ
- 感染性ゴミ
- 注射針

2010年度 八重山病院の月別医療廃棄物重量(kg) 平均 2,878

95.9kg／日

　石垣市の一般家庭のゴミ分別は、「燃やすゴミ」と「燃やさないゴミ」、「資源ゴミ」、「粗大ゴミ」、「有害ゴミ」の五種分別だ。これだけでも巷ではけっこう面倒くさいとの噂だ。

　八重山病院ではこの五種に加えて「医療廃棄物」があり、処分方法によってそれらを三種に分類している。「非感染性ゴミ」と「感染性ゴミ」、「注射針」の三種だ。（上記）

　点滴の管や薬が入ったプラスチックのボトル、注射器本体などは基本的には「非感染性ゴミ」だが、血液などが中に入ると

「感染性ゴミ」として扱う。つまり感染がひろがる可能性の高い体液が付着するとゴミの材質が何であろうと「感染性ゴミ」というわけ。例えば手術の時に使うゴムの手ぶくろも、口の中を見るために使っただけなら非感染性、口の中で出血した血が付いたら感染性ゴミとなる。

また、採血後の注射針や薬のアンプルなどのガラス製品は誤って患者さんや医療従事者を傷つけることがあるので、「注射針」として特別の容器にまとめる。

左記グラフは2010年度八重山病院の医療廃棄物の重量を月別に表したものだ。非感染性ゴミが月平均約1,200kg、感染性ゴミは約1,418kg、注射針は約260kg。合計すると約2,878kgもあるのだ。1日あたり約95.9kg。毎日約100kgちかくの医療廃棄物が出るのだ。

例えば手術室では月に約230kgの医療廃棄物があり、月に平均約123例の手術があるので、230 ÷ 123 ≒ 1.87kg。ひとつの手術で2kg近くの医療廃棄物が発生する。こう考えると病院のゴミ問題も地球全体のゴミ問題と同じくらい深刻に感じてしまう。これでいいのだろうか。

非感染性ゴミ
- 点滴のボトルや管
- 診察に使ったビニール手袋　ほか

感染性ゴミ
- 血のついた手袋
- 輸血に用いた管
- おむつ
- 手術に使用したものすべて　ほか

注射器・アンプル
- 採血に使用した注射器・注射針
- 中身を吸った後のガラスのアンプル
- その他、ケガをしそうなもの

ムヌカンゲー 49
八重山病院の年間ゴミ処分費用

八重山病院職員の年間ゴミ処分費用

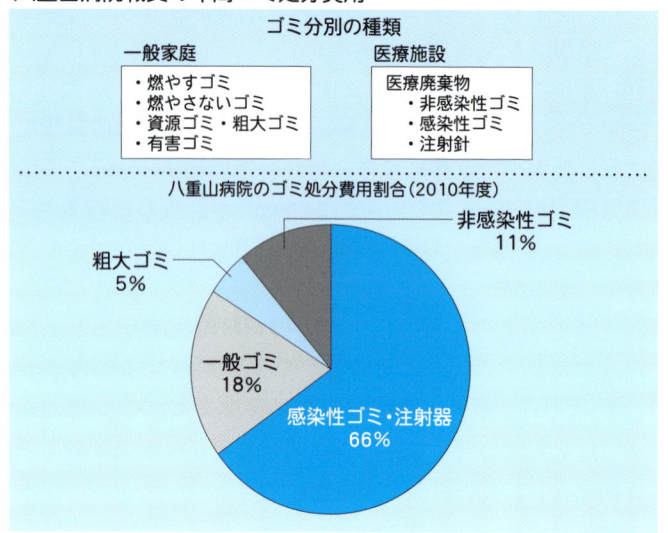

ゴミ分別の種類

一般家庭
- 燃やすゴミ
- 燃やさないゴミ
- 資源ゴミ・粗大ゴミ
- 有害ゴミ

医療施設
- 医療廃棄物
  - 非感染性ゴミ
  - 感染性ゴミ
  - 注射針

八重山病院のゴミ処分費用割合（2010年度）

- 非感染性ゴミ 11%
- 粗大ゴミ 5%
- 一般ゴミ 18%
- 感染性ゴミ・注射器 66%

8,126,113 円／年

　八重山病院で発生する医療廃棄物は「非感染性ゴミ」と「感染性ゴミ」「注射針」の三種に分別しているが、その処分費用はこれまた莫大だ。

　医療廃棄物は法律で適切に処分することが定められている。「非感染性ゴミ」は石垣島内で処分できるが、「感染性ゴミ」「注射針」は石垣島では処分できないので沖縄本島、あるいは県外に輸送して処分する。どちらも専門の業者に委託して特別な方法で処分してもらっているが、ここでも離島ならではの費

用負担がある。輸送費用はすべて八重山病院がもつのだ。本島の病院ならわずかで済むゴミ輸送費用が離島であるために何倍もかかる、ということだ。

八重山病院のゴミ全体の処分価格は左記グラフのとおり、「非感染性ゴミ」、「感染性ゴミ・注射器」、「一般ゴミ」「粗大ゴミ」合わせて年間約 800 万円余りの費用を使っている。月あたり約 67 万円、1 日あたり約 22,200 円だ。改めて金額を見ると目が点になる。

やっぱり発生するゴミの量をどうにかしなければいけないと個人的には思う。何十年も前には注射器はガラス製品で、採血に使用しても洗って滅菌し、再使用していた。年配の方はそんなガラスの注射器を使われた記憶もあると思う。

しかし現在では注射器は 99％以上プラスチックの「使い捨て商品」で、使用後は全て医療廃棄物だ。感染を起こさないように、と徐々に使い捨てが増えてきているが、本当に使い捨ての注射器になって感染症が減っているだろうか。私には調べる手立てがないのでそこのところはわからない。でも、使い捨ての注射器が昔のガラス製の再使用品になれば、ゴミの処分費用が半分くらいのなるのは間違いない。

世の中全体を見てもそうだが、「使い捨て商品」があまりにも多すぎる。

よもやま話

奇妙な話をひとつ。
例えば私が年をとって病気をしてオムツをしなくてはならない状態になったとする。
そのオムツをゴミに出す場合、同じゴミでも病院から出せば感染性ゴミ、老人ホームから出せば産業廃棄物、自宅から出せば一般ゴミ。もちろん感染性ゴミの処分費用が最も高い。矛盾を感じるのは私だけではないと思うが…。

第三章　離島ならではの話

ムヌカンゲー 50 一手術あたりの麻酔器の値段

一手術あたりの麻酔器の値段

| 第一手術室 | 第二手術室 | 第三手術室 |

平均780万円

★1台8年使用しているので
　780万円　÷　8年　＝　975,000円/年

★1台で年間460例の手術をしているので
　975,000円/年　÷　460例　≒　2100円

約 2,100 円 /1 手術

　麻酔と一口に言っても、全身麻酔から局所麻酔までいろいろある。歯科や病院の外来でやる局所麻酔はほとんど安全だがそれでもショックを起こす場合もある。全身麻酔となるとさらにリスクが高くなる。そのリスクに敢然と立ち向かっているのが麻酔科医で、手術中の患者さんの安全の番人だ。
　「麻酔器」というのがある。縦80cm、横80cm、高さ160cmほどの器械だ。銀行のATMのような図体をしている（次ページ写真）。我々麻酔科医にとってこの麻酔器は必要不

可欠な七つ道具の一つで、より患者さんの安全を担保するための器械と考えれば良い。人工呼吸器と心電図や血圧計などの生体モニターがセットになっている。この麻酔器、高価な医療機器で、八重山病院には三つの手術室にそれぞれ1台、計3台の麻酔器がある。平均1台約780万円だ。外国の超高級車並の値段だ。この麻酔器を平均8年使用しているので毎年97.5万円（780÷8＝97.5）を1台の麻酔器にかけていることになる。

一麻酔器あたり年間約460例の麻酔をしているので、八重山病院では約2,100円（975,000÷460≒2,119）が、手術1例あたりの麻酔器代となるわけだ。

手術を行うためには麻酔器のほかにいろいろな器械を使う。例えば電気メスや手術台、無影灯などがそうだが、科によって必要な器械が違う場合もある。脳外科で使う顕微鏡はかなり高額で麻酔器のおよそ3倍だ。

それぞれの器械を必要経費という視点で麻酔器のように計算し合計すると器械類だけで一例あたり数万円という金額になる。手術を1例行うのに数万円元手がかかっているということだ。器械以外に建物や人件費などを含めるとさらに元手は大きい。同じ手術をする患者さんを集めれば効率が良くなるが人口約5万人の八重山ではそういう意味の効率を求めるのは難しい。

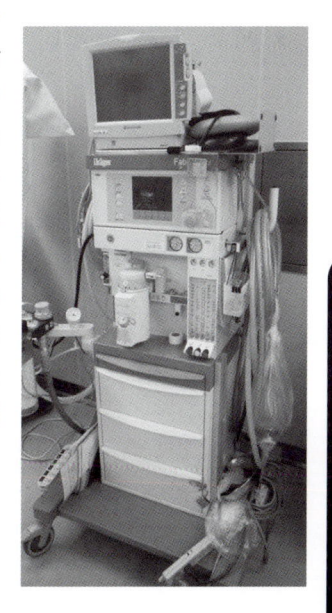

麻酔器

ムヌカンゲー 51 八重山病院職員の宿舎数

八重山病院職員の宿舎数（世帯）

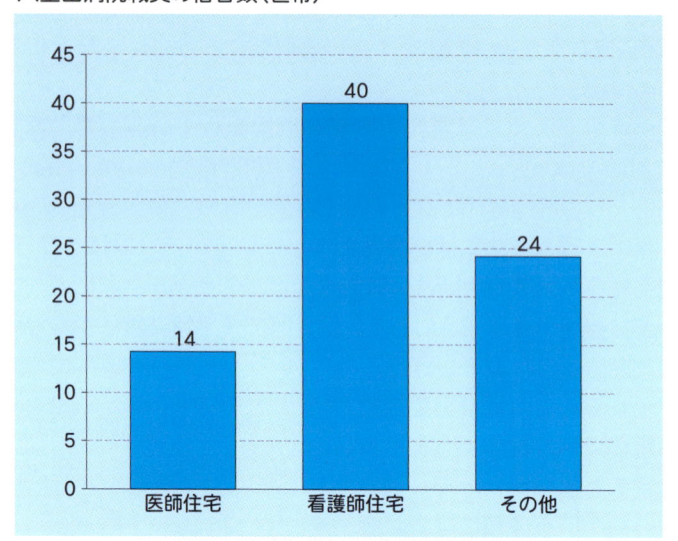

医師住宅	看護師住宅	その他
14	40	24

78世帯分

　2011年4月1日現在、八重山病院には宿舎として医師用の住宅が病院敷地内と字真栄里に14世帯分、看護師用の住宅が字石垣に1棟40世帯分ある。さらに県営団地があり、医師・看護師のほか、それ以外の職種の職員も入居できる住宅が字平得と字真栄里に24世帯分ある。合計すると78世帯分だ。（真栄里、石垣、平得は石垣市内の地名）

　家賃は医師住宅が3DK～4DKで約20,000～32,000円、看護師住宅は2DKで約10,000円、県営団地は1K～3DKで約

5,000〜12,000円と金額的にはだいぶ安い。もともと医師や看護師を確保しにくいという環境から設定された家賃だと思う。

　宿舎には基本的に同じ部署の職員が一つの家に引き継いで住んでいく。例えば麻酔科上原が転勤した後、後任の麻酔科医がその家に入る、というような流れだ。しかし、子供4人と夫婦の6人家族で住んでいた4DKの家に次に独身の医師が赴任したりする。そんな場合は無駄が生じる。その逆もある。単身だからと2DKの部屋に住んでいたが、後任の医師が5人家族だと狭くて住めないといった具合に。しかも、異動が年度途中にも行われるので、そのやりくりが大変なのだ。

　さらに築30年の家には住みたくないという意見もある。また、いつも病院で顔を合わせている同僚と同じ棟に住みたくないという理由で、わざわざ民間のアパートを借りる看護師もいるそうだ。格安家賃の10,000円でも、知り合いとは同じ棟に住みたくないらしい。それで40世帯分ある看護師宿舎も数世帯空いているという。数年前は入りたくても入れないという状況だったと記憶しているが、これも価値観の多様化か。

　十人十色、千差万別の人々に宿舎を配分する担当者は、価値観の多様化に年中頭を抱えて苦労している。

よもやま話

　八重山病院に都会から赴任してくる場合、住環境はとても大切だ。過去には、「ヤモリが鳴く部屋には住めない」と奥さんにとってのストレスで仕方なく退職した医師もいた。

　その一方で、独身で、八重山でダイビングをしながら看護師ができたらいい、と本土から来た看護師もいた。聞くと「住めれば何でもいい。虫もヤモリも苦にならない」という。

　同じ物を良いという人もいるし悪いという人もいる。それはそれでいいと思うが、宿舎は人に合わせられない。その時空いている宿舎を使ってもらうしかない。人が宿舎に合わせてもらうしかないと私個人的には思っている。

第三章　離島ならではの話

ムヌカンゲー 52 八重山病院の2009年度収益

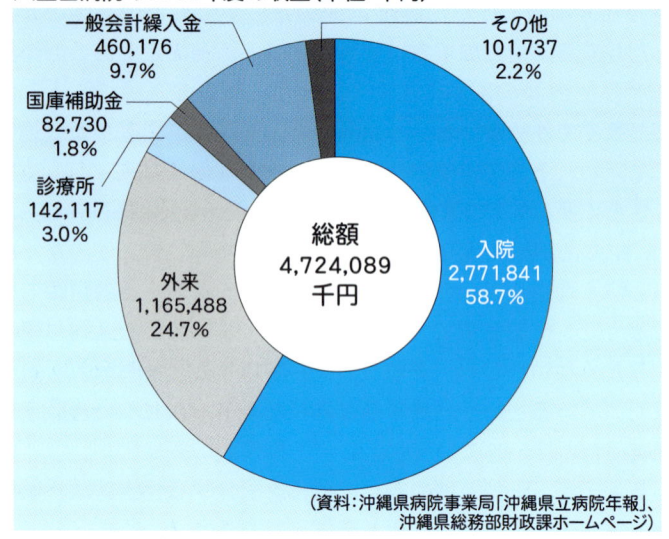

八重山病院の2009年度の収益（単位：千円）

- 一般会計繰入金 460,176 9.7%
- その他 101,737 2.2%
- 国庫補助金 82,730 1.8%
- 診療所 142,117 3.0%
- 外来 1,165,488 24.7%
- 入院 2,771,841 58.7%
- 総額 4,724,089 千円

（資料：沖縄県病院事業局「沖縄県立病院年報」、沖縄県総務部財政課ホームページ）

約47億2,400万円

　沖縄県の一般会計の年度予算は、歳出が約6,000億円だ。その歳出の6,000億円のうち、県立6病院の会計に運営のための繰出金が年間約55億円ある。そのうち八重山病院分は約4億6,000万円だった。

　県の一般会計から八重山病院会計への4億6,000万円の繰出金は、八重山病院会計の視点から見ると4億6,000万円の繰入金となる。

　繰入金とは、県立病院の収入でまかなうことが不適当または

困難な経費を一般会計から支出してもらうお金のことを言う。例えば公的病院として行なう不採算部門は、赤字がある程度出るのでその赤字分を一般会計から補てんしましょう、というわけだ。

左記グラフは2009年度の八重山病院会計の収益内訳だ。入院患者さんからの収入が約27億7,184万円、外来患者さんからの収入が約11億6,548万円となる。総額約47億2,400万円だ。

グラフを見てわかるように、繰入金の4億6,000万円は八重山病院全体の収入の9.7％でしかない。国庫補助金などを含めても約13.7％だ。つまり、八重山病院は収入の約86％を純粋に病院業務で稼いでいるのだ。

「どうせ県立病院の職員は税金から給料をもらっているんだろう」という声を聞くが、それは間違っている。繰入金はあくまで不採算部門の補てんにしか使われない。不採算部門の医療を行っている民間病院は、国庫補助金をもらっている場合もある。

総じて言えば県立病院も自分たちの給料は自分たちで稼いでいるのだ。医師や看護師、検査技師などを含め、病院で働くすべての職員の給与が税金から払われていることは決してない。稼いだ分で給与をもらう、そのあたりは民間病院と同じだ。

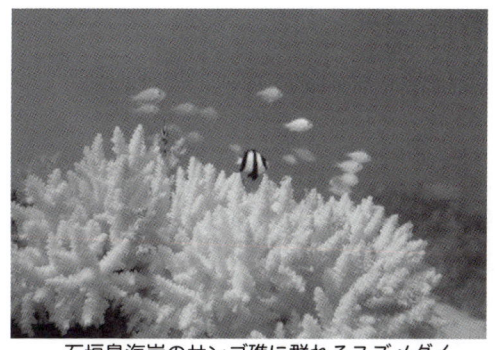

石垣島海岸のサンゴ礁に群れるスズメダイ

ムヌカンゲー 53　八重山病院の2009年度費用

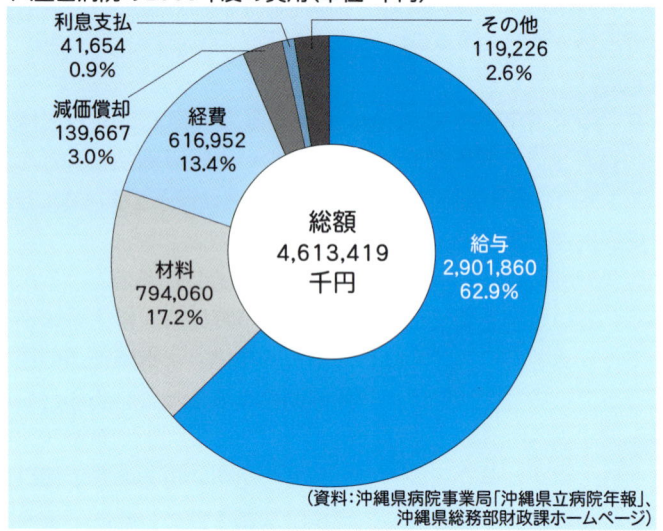

八重山病院の2009年度の費用（単位：千円）

- 利息支払 41,654 / 0.9%
- 減価償却 139,667 / 3.0%
- 経費 616,952 / 13.4%
- その他 119,226 / 2.6%
- 材料 794,060 / 17.2%
- 給与 2,901,860 / 62.9%
- 総額 4,613,419 千円

（資料：沖縄県病院事業局「沖縄県立病院年報」、沖縄県総務部財政課ホームページ）

約46億1,342万円

　沖縄県など都道府県や石垣市などの市町村などの地方公共団体は、税金で収入を得ていろいろな分野で県民のために支出をしている。

　その中で税収ではなく、現金を稼いでいる分野がある。その一つが病院事業だ。基本的に病院事業は医療サービスを売り、その収益で人件費や材料費、減価償却費などをまかなう。会計の視点で見れば、病院事業の中だけで収支バランスが保たれているのが理想の形だ。

左記グラフは 2009 年度の八重山病院の支出、つまり費用の内訳だ。給与費が最も多く約 62.9％。次いで注射器や点滴セット、手術に使う道具などの材料費で約 17.2％。その他減価償却費などを合わせて金額にすると総額約 46 億 1,342 万円だった。

　収益は前項で紹介した約 47 億 2,400 万円なので、2009 年度は約 1 億 1,067 万円の黒字だったわけだ。

　一方、病院事業には不採算部門という診療分野があるので、収支バランスが保てないことがある。そこに一般会計から繰入金が充てられるのだ。不採算部門がなければ繰入金も必要ない。実際、民間の病院は収支バランスをちゃんと保っている。県立であれ民間であれ収支バランスが保てなくなったときに病院は倒産するのだ。だから県立病院も不採算部門以外の部門では収支バランスを保つ努力が必要なのだ。努力とは収入を確保し、費用を抑えるということだ。

　沖縄県の病院事業は慢性的な赤字だということで数年前から費用をできるだけ抑えるよう県から求められてきた。そして県立病院全体であらゆる面で節約してきた。八重山病院も然りだ。その努力が 2009 年度黒字決済になった一因でもある。

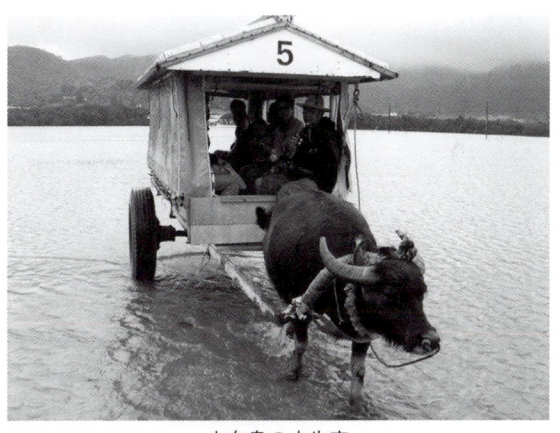

由布島の水牛車

ムヌカンゲー 54

沖縄県立6病院の給与費

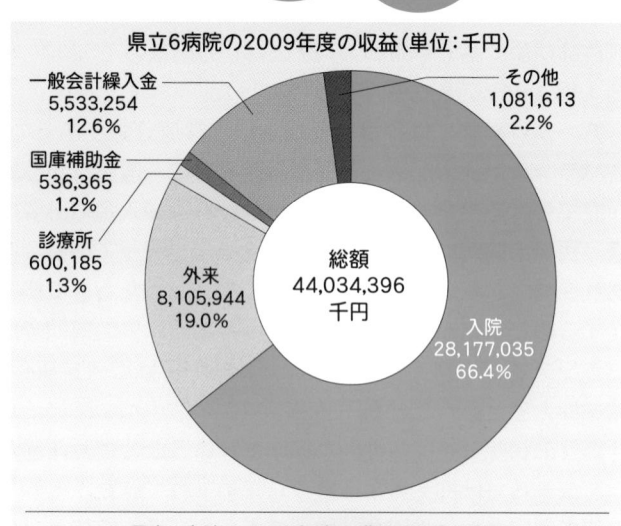

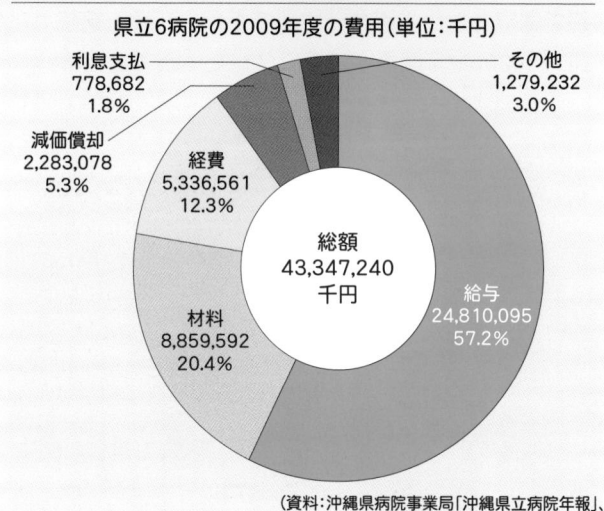

県立6病院の2009年度の収益（単位：千円）

- 一般会計繰入金 5,533,254 12.6%
- 国庫補助金 536,365 1.2%
- 診療所 600,185 1.3%
- 外来 8,105,944 19.0%
- その他 1,081,613 2.2%
- 入院 28,177,035 66.4%

総額 44,034,396 千円

県立6病院の2009年度の費用（単位：千円）

- 利息支払 778,682 1.8%
- 減価償却 2,283,078 5.3%
- 経費 5,336,561 12.3%
- 材料 8,859,592 20.4%
- その他 1,279,232 3.0%
- 給与 24,810,095 57.2%

総額 43,347,240 千円

（資料：沖縄県病院事業局「沖縄県立病院年報」、沖縄県総務部財政課ホームページ）

約 248 億円

　左記のグラフは沖縄県立6病院全体の収益と費用の内訳だ。収益は約440億3,439万円、費用は約433億4,724万円なので、2009年度は約6億8,715万円の黒字だった。これは昭和53年度以来、県の病院事業史上二度目のことらしい。今まで赤字が続いていたのだ。

　給与費は6県立病院全体で約248億円。この248億円もグラフを見ればわかるように、入院や外来の収益からほとんどまかなわれているのだ。

　例えば県が行う教育事業などでは、給食費などの徴収はあるがそれは必要経費だ。私立の学校のように授業料はない。公立学校の職員は現金を稼がないので給与は税金でまかなわれる。警察職員も行政職員も同じだ。しかし病院職員は違う。同じ公的な組織だから病院の職員も税金で給与が払われているかのような誤解もあるかもしれないが、病院職員は自分の給与は自分で稼いでいるということを、県民の皆さんには理解していただきたい。

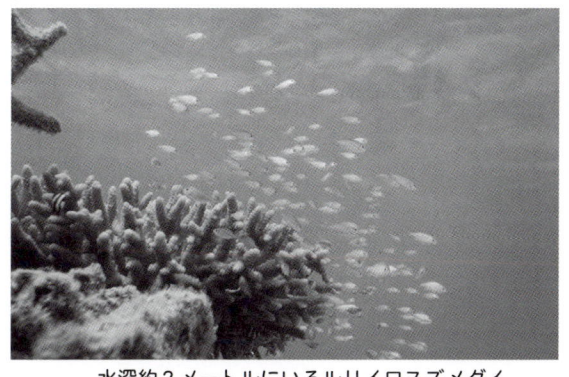

水深約2メートルにいるルリイロスズメダイ

第三章　離島ならではの話

ムヌカンゲー 55 八重山病院の医療費未払い年額

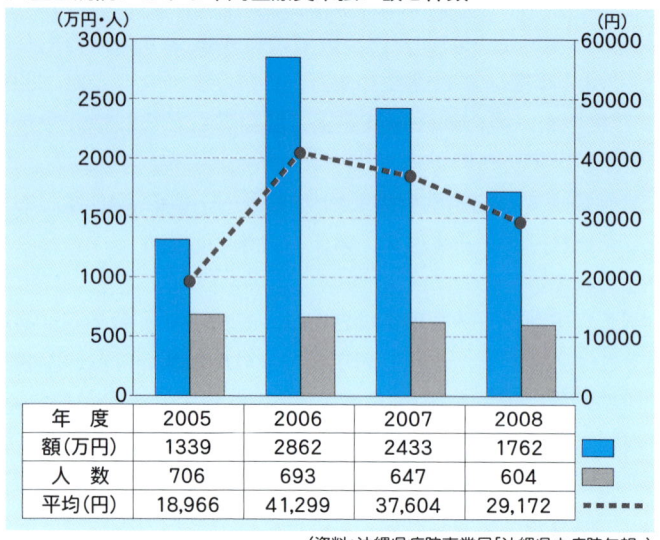

八重山病院における年間医療費未払い額と件数

年　　度	2005	2006	2007	2008
額（万円）	1339	2862	2433	1762
人　数	706	693	647	604
平均（円）	18,966	41,299	37,604	29,172

（資料：沖縄県病院事業局「沖縄県立病院年報」）

約 1,762 万円

　2008年度、八重山病院にかかっている患者さんは入院患者さんが延べ89,291人、外来患者さんが延べ147,569人、合計236,860人となる。八重山医療圏の人口は約53,000人なので、市町民ひとり当たりおよそ1年間に4.5回八重山病院にかかっていることになる。

　そのうち延べ604人の患者さんが医療費の支払いが滞っており、その総額は約1,762万円だ。604人という数字は

236,860人の約0.25%にあたる。つまり400人中1人というごくわずかな人だけが医療費の支払いをしていないということになる。ほんの一部の人だけだ。

　未払い額を平均するとひとり当たり29,172円となる。入院患者さんはこの数～数十倍にはなるだろうし、外来患者さんであれば数百～数千円かもしれない。しかし、チリも積もれば山となる、のことわざ通り、2008年度の沖縄県の県立病院全体の医療費未払い総額は約1億6,850万円だった。日本で医師一人を養成するのに医学部6年間で税金を約4,000万円使っていると言われているので、沖縄県の県立病院の1年間の未払い金だけで医師を4人つくれるということになる。そうやって見るとかなりの額だ。

　昨日まで元気な人が急に病気になったりする。そこで病院を受診するが、病院では必ず医療費が生じる。かといって医療費は減額はできない。しかし様々な助成があるので、それを受けることは可能だ。ただしその助成を受けるには国保などの健康保険に入っていないと資格がないので、普段から健康保険料は何をおいても払っておくことが大切だ。

　もし医療費が払えそうにない状況になったら、国保の場合は役所、社保の場合は職場に相談窓口があるので、まずはそこで相談してもらいたい。

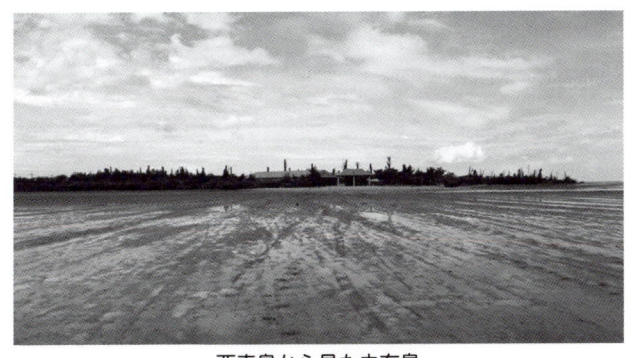

西表島から見た由布島

第三章　離島ならではの話

ムヌカンゲー 56 病棟での患者さんと看護師の比

八重山病院2階東病棟の勤務形態

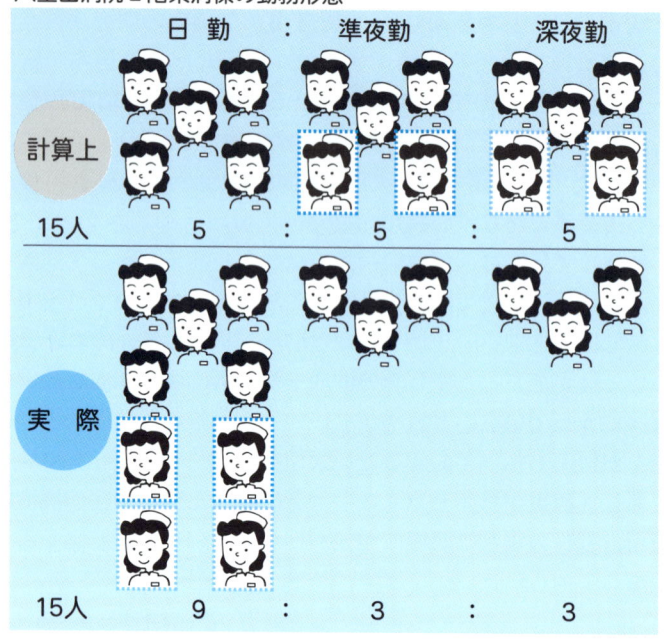

	日勤	:	準夜勤	:	深夜勤
計算上 15人	5	:	5	:	5
実 際 15人	9	:	3	:	3

10：1

　マスコミの報道で「10：1看護」という言葉を聞いたことがある読者も多いと思う。この10：1とはどういう意味かご存知だろうか。患者さん10人に対して看護師が1人、病棟に勤務しているという意味だ。

例えば八重山病院の2階東病棟は50床のベッドがある。満床の場合は50人の患者さんが入院していることになる。患者さんと看護師の比が10：1だから10：1＝50：5で、看護師は5人いればよいことになる。八重山病院では看護師は日勤、準夜勤、深夜勤の3交代制なので、2階東病棟では、日勤5人、準夜勤5人、深夜勤5人、1日合計15人勤務していれば計算上は「10：1看護体制」ということになる。（左図）

しかし、「夜病院に行くと昼より看護師が少ないぞ」と感じる読者もいるかもしれない。そのカラクリはこうだ。

入院患者さんに対する医療行為は基本的には日勤帯に行われる。夜は必要最小限の医療行為しか行わない。そのため看護業務も日勤帯が多いので、看護師数も日勤帯に多く必要となる。さらに法的に看護師のひと月の深夜勤の回数は上限が決められている。したがって2階東病棟の実際の勤務は、準夜勤を3人、深夜勤も3人にして、日勤を9人にしている。日勤：準夜勤：深夜勤＝5：5：5ではなく、実際は日勤：準夜勤：深夜勤＝9：3：3なのだ。（左図）

要するに10：1看護とは、2階東病棟の場合、各勤務帯それぞれ5人の看護師が勤務するのではなく、ひと月単位で（1日15人×30日＝）450人が延べで勤務すれば10：1看護として認められる、という仕組みだ。

よもやま話

八重山病院では麻酔科医だけではなく、手術室や外来、透析室の看護師もオンコール制を敷いている。八重山病院手術室の誇るべきところは、このオンコール制の元、手術を開始するまでのスピードだ。特に帝王切開の時は速い。産科医から麻酔科医、手術室看護師に携帯電話で緊急手術の連絡が入ると、最速20分で手術を開始できる。石垣市内がコンパクトにまとまっているため、スタッフはほとんど病院から7、8分の所に住んでいる。さらに手術室スタッフは一日の手術が終わったら、帝王切開に使う器械をいつでもすぐに使えるように準備をしてから帰る。これが20分の理由だ。

第三章　離島ならではの話

57 10対1看護体制病院の入院基本料

ムヌカンゲー

日本の主な総合病院の看護体制

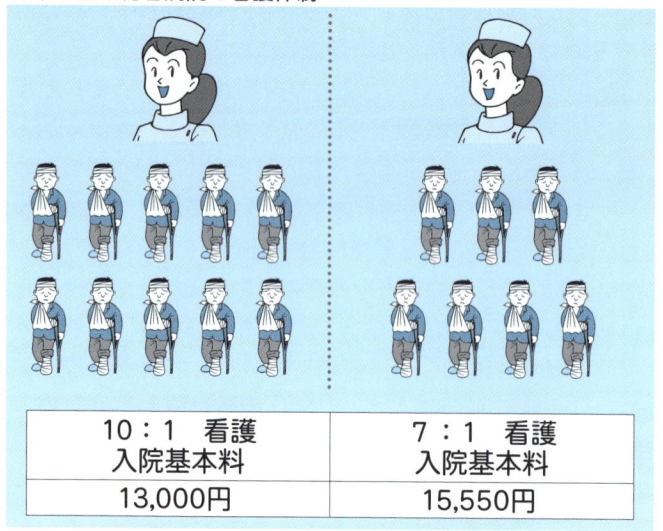

10：1　看護 入院基本料	7：1　看護 入院基本料
13,000円	15,550円

13,000円

　前ページで、八重山病院の病棟は、患者さん10人に対して看護師1人の比率で勤務している、という話をした。

　今回はその看護師を増やそうという話。

　2006年、総合病院では10：1看護を7：1看護にする、という方針を厚労省が打ち出したのだ。(上図)

　その理由は、一つ目に7：1にすれば患者さんはより手厚い看護を受けられること。二つ目は看護師の側からみれば看護師ひとり一人の負担が軽くなる、ということだ。7：1にすること

によって患者さんが手厚い看護を受けられれば、病気が早くよくなって入院期間が短くなる。その結果、日本全体の医療費が少なくなる。これが厚労省の考え方だ。

ベッド数が同じなら10：1から7：1にすると看護師はより多く必要になる。だから厚労省は7：1看護体制を総合病院に推進するために、2006年、従来の10：1体制よりも7：1体制の方が病院の収入が多くなるようなシステムにしたのだ。具体的に言うと、患者さんが入院した時に発生する「入院基本料」に看護体制によって差をつけたのだ。それが左記の表だ。八重山病院は2011年現在、10：1看護なので、入院すると毎日「入院基本料」が13,000円かかる。

入院基本料とは、看護サービス、医師の診察など、入院することに伴う基本的な費用が反映された料金だ。

入院基本料以外にレントゲンを撮ればその撮影料、手術をすれば手術料が加わっていくので、患者さんひとり一人で入院費用は異なる。そして患者さんはそのうち3割分を病院に払う。これが診療報酬のシステムだが、それはさておき、八重山病院も7：1看護にする計画がある。診療報酬の増加で病院の収入が増えても、ただでさえ看護師が少ない八重山で、八重山病院の看護体制を本当に7：1にできるのだろうか。

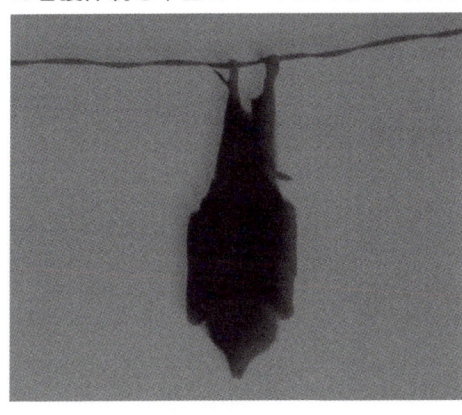

筆者の自宅前の電線にとまったヤエヤマオオコウモリ

第三章　離島ならではの話

ムヌカンゲー 58　むすびにムヌカンゲー

　ここまで読者の皆さんと、たくさんのデータを見てムヌカンゲーをしてきました。

　八重山病院や県立病院、そして医療制度全体を取り巻くこれらの問題の背景に何があるのか、現在、病院に通院・入院している人をはじめ、これから病院に通院・入院するかもしれない人、病院に働く私たちのような人がこれからどうなっていくか、そして離島にある県立病院の使命とは何なのか。

　これらの大きな命題について「むすびにムヌカンゲー」としてまとめてみました。

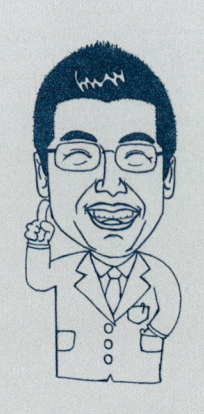

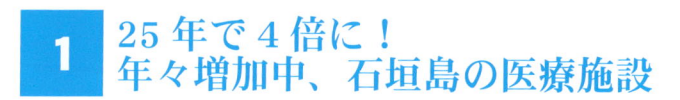

1　25年で4倍に！年々増加中、石垣島の医療施設

八重山病院以外の石垣島内の医療施設数

24件

八重山病院以外の石垣市の医療施設の推移（件）

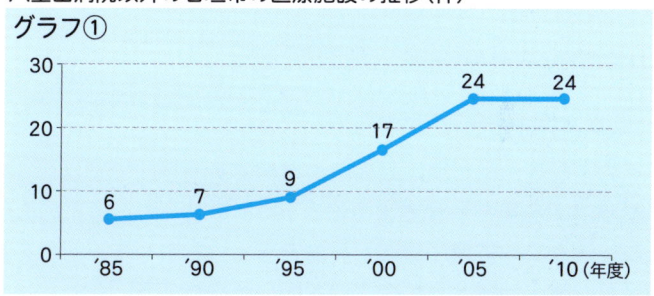

グラフ①

年度	'85	'90	'95	'00	'05	'10
件数	6	7	9	17	24	24

　2011年4月1日現在、石垣島内には八重山病院以外に24件の医療施設がある。1985年には6件だった。25年間で約4倍増だ（グラフ①）。特に1995年から2005年の10年間は急激に増えていて、9件から24件と2.6倍増だ。

　1985年というと私は高校3年生だったが、沖縄本島ではそんなに病院が少なかったイメージはない。そのころ石垣島には八重山病院以外に6件しか医療施設がなかったとは驚きだ。それが年々増加傾向にあり、2010年には24件にまでなった。ではその理由は何か。

第三章　離島ならではの話

石垣市の人口推移（人）
グラフ②

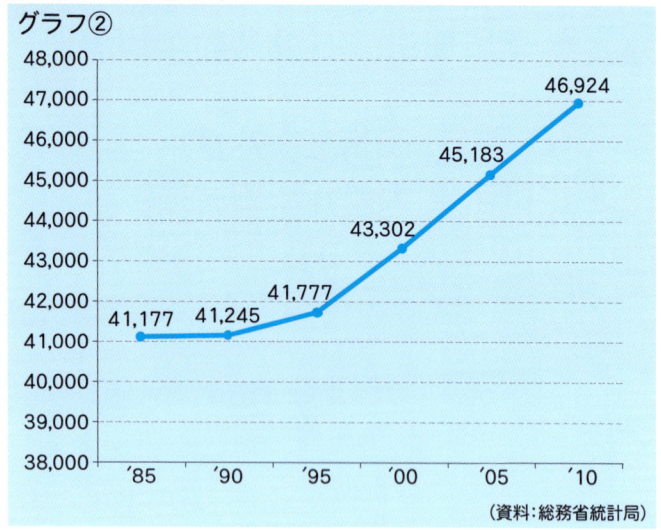

（資料：総務省統計局）

　その主な理由は、やはり人口の増加であろう。
　グラフ②を見てわかるように、1985年以降の石垣市の人口はコンスタントに増加傾向だ。おそらく竹富町や与那国町を合わせた八重山地域としての人口も同じ傾向だろう。
　つまり人口増加やそれに伴う高齢者の増加のために医療の需要が増えた。その結果、石垣島内の医療施設が増えていったのであろう。

2 ピーク時から３割も減少！八重山病院の患者数

八重山病院の外来患者数の増減は？

31.1%減

八重山病院の入院患者数・外来患者数の年度別推移（人）

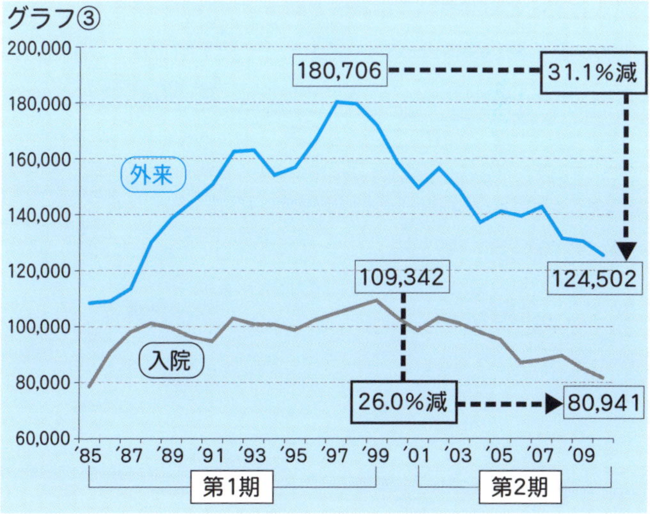

グラフ③
200,000
180,000
160,000
140,000
120,000
100,000
80,000
60,000
180,706
31.1%減
外来
124,502
109,342
入院
26.0%減
80,941
'85 '87 '89 '91 '93 '95 '97 '99 '01 '03 '05 '07 '09
第1期
第2期

それでは医療施設が増えていった結果、どんなことが起こったか。

八重山病院を受診する患者さんが減っていったのだ。グラフ③は 1985 年から 2010 年までの八重山病院の患者さんの延べ人数だ。内科、外科をはじめ、すべての科の患者さんが含まれ

ている。そこで特徴的なことは、外来の患者数も入院の患者数も多少の増減はあるものの、この十数年は減少傾向ということだ。

外来の患者さんは97年の180,706人をピークに2010年は124,502人。97年に比べると31.1％減少している。入院の患者さんは99年の109,342人がピークで、'10の80,941人は99年の26.0％減となる。

その中身を少しムヌカンゲーしてみる。説明しやすくするために、図1にあるように85年～99年を第1期、2000年～2010年を第2期と呼ぶことにする。

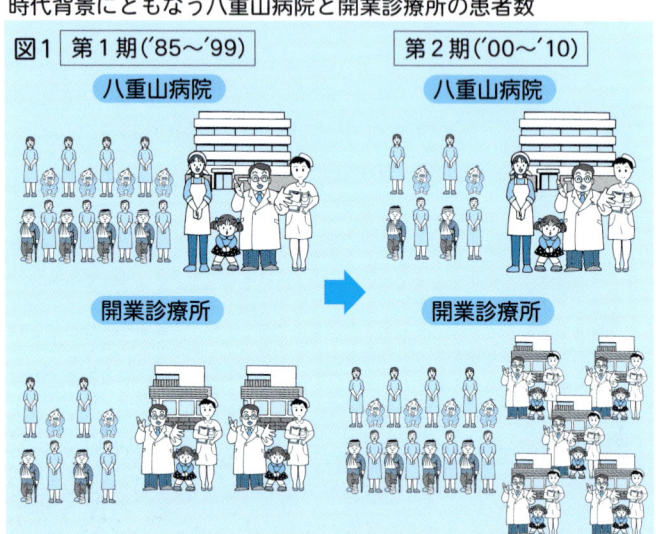

時代背景にともなう八重山病院と開業診療所の患者数

図1　第1期（'85～'99）　　第2期（'00～'10）

'85～'99の第1期は人口の増加に伴って、しかも高齢者の増加も重なり八重山地域の患者さんそのものが増加していた、ということが予測される。高齢者が増えると病院にかかる人も増えることは予想できるからだ。しかも当時は石垣市内には開

業の診療所も少なく、病気になったら多くの市民は「八重山病院」を受診していたと考えられる。つまり、八重山病院が市民のいわゆる「かかりつけ医」だったのだ。それが第１期の八重山病院をとりまく環境ではなかっただろうか。

　私が初めて八重山病院に赴任した1999年には、夜の９時まで外来診療をやっていたのを覚えている。

　第２期に入ると開業の診療所が増えてきて、八重山病院でしか診ることができない、という患者さんは八重山病院に行くが、それ以外の患者さんは開業の診療所にシフトし始めたのではないか。そして第２期中にもどんどん開業の診療所が増え続けているために（グラフ①）、市民が八重山病院から離れ続けているのだろう。だからグラフ③のように第２期の約１０年で八重山病院を受診する外来患者さんが31.1％、入院患者さんが26.0％に減り続けている、という結果になったと考えられる（図１）。そして開業診療所が市民の「かかりつけ医」という、本来のあるべき形になってきたのだ。

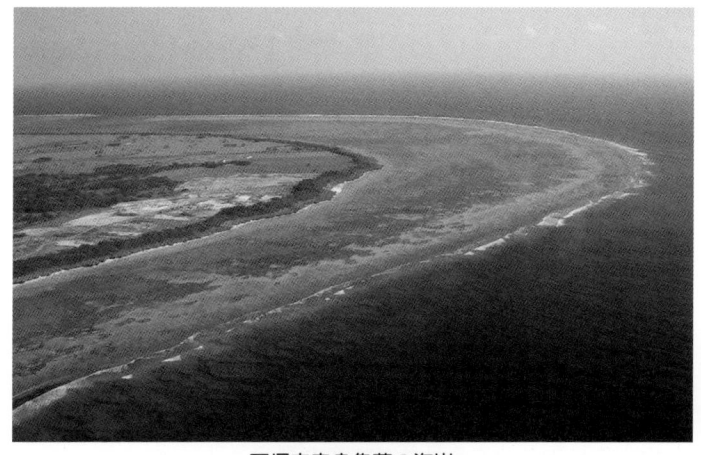

石垣市宮良集落の海岸

3 専門性の高い医療の提供 本来の役割を果たせる存在へ

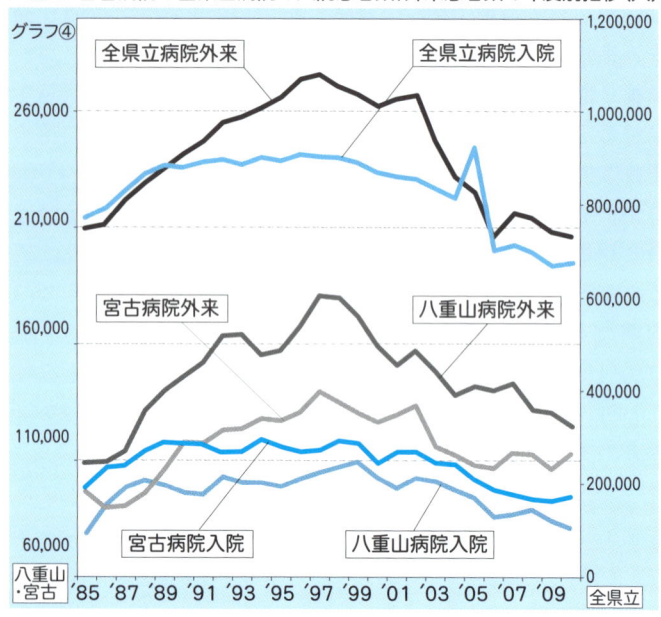

八重山・宮古病院と全県立病院の入院患者数、外来患者数の年度別推移（人）

グラフ④

 患者さんの減少傾向は県立病院全体で見ても同様の傾向だ。宮古病院と全県立病院のデータをグラフ④に示す。宮古病院も北部病院、中部病院、県立医療センター、精和病院も全ての県立病院で同じ傾向である。

 理由を考えても、宮古病院はおそらく八重山病院と同じ背景だろう。それでは本島の他の県立病院はどうだろうか。やはり基本的には同じ背景だと私は思う。民間の医療施設が増えてきて、そこに患者さんがシフトしていったという図式だ。

 そこで問題になるのが県立病院の役割や必要性だ。

 一般的に、病院を受診する人は軽症の人がほとんどで、入院

や手術が必要な重症の患者さんは割合でいうと少ない。その多くの軽症の患者さんは民間の開業医で診て、重症の患者さんは八重山病院で診るという役割分担が重要だと厚労省も言っているし、私もそう思う（次ページ図2）。

　だから八重山病院の患者さんが減ってきているということは、その役割分担がちゃんとできているということの証明でもある。その一方でいくら八重山病院の患者さんが減っても、八重山病院でないと対応できない患者さんは必ずいるので、その患者さんに医療を提供するのが八重山病院の使命だとも思う。

　また不採算部門などの政策医療を担っているのも主に県立病院なので、その役割も果たさなくてはいけない。

　しかし、ここ数年県立病院の赤字運営が問題となり、財政再建が求められている。つまり、赤字を解消して黒字にしないと県立病院として運営できない。できなければ独立行政法人化や民間移譲もありうる、という。経営のためには患者さんを増やせともいう。

　では患者さんを増やそうとすれば増えるだろうか。私は無理だと思う。八重山全体約53,000人という人口で、八重山病院と24の医療施設が患者さんの内容に応じて適切な役割分担がなされ、現時点ではある意味バランスが保たれている状況なのだ。そこで八重山病院の患者さんを増やすということは、他の医療施設の患者さんが減るということを意味する。そうでなければ患者さんの数そのものを増やすしかない。あるいは八重山の人口が10万人にならないといけないことになる。まさに「そんなバカな……」、である。

八重山病院と開業診療所のかかり方

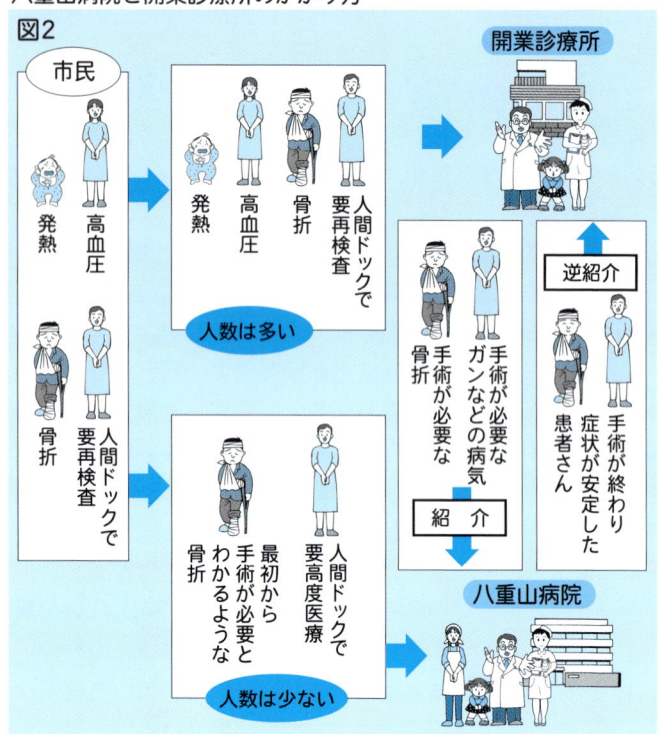

図2

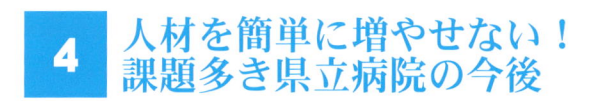

4 人材を簡単に増やせない！課題多き県立病院の今後

八重山病院の看護体制

10 : 1 看護

こんな問題もある。

2010年度から南部医療センター・子ども医療センターで、2011年度から中部病院で7：1看護が行なわれている。それまで10：1だったのが7:1になったのだ。それは一人の看護師さんがみる患者さんの数が少なくなるので、患者さんにとってはいいことなのだ（図3）。しかも7：1看護の方が病院の収益もあがる。

図3
日本の主な総合病院の看護体制

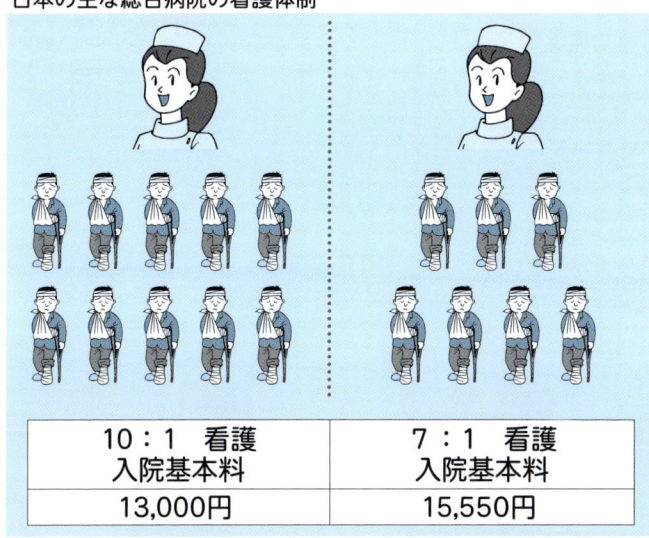

10：1 看護 入院基本料	7：1 看護 入院基本料
13,000円	15,550円

第三章　離島ならではの話

しかしその7：1看護を行なうのに数年かけて県議会で議論してやっと南部医療センターで2010年度からできるようになった。県には定数条例があり簡単に職員数を増やせないからだ。一方、八重山病院ではまだ10：1のままだ。あまりにもスピードが遅い。

県内の数百床のベッドがある民間総合病院は軒並み2006年から7:1看護を導入している（表①）。民間病院では看護師を集めるのに躍起になっていて、県外では看護学校を卒業したての全く技術のない看護師に、いわゆる初任給が38万円の病院もあるそうだ。

全国的には総合病院で倒産したり閉鎖したりしている病院は、

県立病院7:1看護への移行時期

表①

		'06	'07	'08	'09	'10	'11
北部病院	10:1						
中部病院	7:1						→
南部医療センター	7:1						→
宮古病院	10:1						
八重山病院	10:1						
大きな民間病院	7:1	→					→

ほとんどが市立や県立などの公立病院だ。民間の総合病院はほとんど倒産しない。理由は、収益を上げるためにいくらでも職員を自由に増やすことができるからだ。言い換えると収益を上げるために投資がすぐにできるということだ。しかし八重山病院はもちろん県立病院は自由に職員を増やすことができない。

　例えば、理学療法士は骨折の手術後のリハビリを行うが、近年、高齢者が増えてきたために厚労省もその分野の増員を推奨している。要するに理学療法士が患者さんにリハビリを行えばその分だけ病院の収益もあがるのだ。八重山病院とほぼ同規模の県内の某民間総合病院では理学療法士をどんどん増やして50人以上になっているが、八重山病院には7人しかいない。そのうち県の正規職員はわずか2人だけで、残りは非常勤職員だ。

　投資をせずに今ある資源だけで収益を上げろというのは一般企業ではむしろ非常識だ。それが不可能に近いことは誰でもわかる。しかし赤字運営のままでは八重山病院は市民の期待に応えられる機能が保てなくなるのも間違いない。どうしたらいいのだろう。

　私にはどんな形が理想かわからないが、八重山病院の役割とは何だろう、ということを、八重山病院と県とだけで議論するのではなく、八重山郡民や八重山の民間開業医などの医療従事者も一緒に考えなくてはいけないと思う。同じように県立病院の役割を県立病院と県、沖縄県民、他の民間医療機関も含めて考えなくてはいけないのではないか。そうでないと八重山病院を誰が守るのか、どうやって守るのか、そもそも守る必要があるのか、私にはわからないし、誰にもわからないのではないか。

　しかし、八重山地域の住民の命や健康は、誰かが守らなければいけない。

おわりに

　本書では、普段病院内に存在している八重山病院のデータを私なりに分析・解説してきました。そのデータはほとんどが病院の年報や概要にあるデータです。病院スタッフが目にはするけれども深くムヌカンゲーする対象にならなかった、いわゆる眠っていた数字を取り上げたのがほとんどです。

　そのデータを眺めて改めてムヌカンゲーしてみると、それらを市民の皆さんに伝えれば何か病院に対する認識が変わるのではないかという想いを抱きました。そこで2010年11月、八重山毎日新聞紙上で掲載を始めたのです。

■ ■ ■

　2012年4月現在、沖縄県の県立病院は財政再建の真っただ中にあります。県庁でも各県立病院でも様々な議論がなされ、様々な対応策が展開されています。しかし県庁や医療従事者だけでは財政再建は難しいというのが私の考えです。

　医療とは「患者さん」と「医療者」の両者がいて成立する活動です。医療崩壊が言われて久しいですが、「崩壊」とは誰にとっての崩壊なのでしょうか。私には「患者さん」からみても、「医療者」からみても崩壊に向かっているかのように感じます。お互いの主張をぶつけ合っているだけのようにも見えます。

　両方向から崩壊に向かっているとすれば悲しい状況なのではないでしょうか。そのままでは誰も得することはありません。

■ ■ ■

　医療崩壊を食い止めるには「医療者」と「患者さん」が同じ情報を共有することが重要ではないでしょうか。つまり、両者の温度差をなくすことだと私は考えます。

　そして「お互いの自己主張のぶつけ合い」が「お互いの立場を思いやる」に変われば、もっと良い医療活動が展開されるのではないかと思います。そのためには病院の状況を患者さんにもっと理解してもらうことです。

今後私たち医療従事者も市民に情報提供する活動を活発化していかなくてはいけないと思います。
　本書が、医療にかかわる人だけでなく一般市民の皆さんにも「医療」をムヌカンゲーするきっかけになることを期待します。

■　■　■

　最後に、八重山毎日新聞社の黒島安隆さんには新聞掲載の際にいろいろご指導いただきました。ボーダーインク社の喜納えりかさんには出版にあたり、企画から構成まで大変お世話になりました。
　その他すべての関係者の皆様にこの場を借りてお礼を申し上げます。
　ありがとうございました。

2012年4月

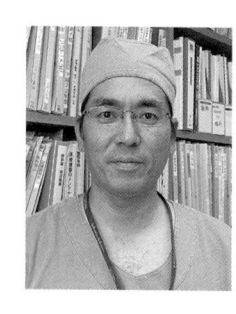

著者略歴
上原　真人（うえはら・まさと）
1967年5月生まれ
中学校まで沖縄県読谷村でウミンチュ（海人）として過ごす
1986年3月沖縄尚学高等学校卒業
1995年3月琉球大学医学部医学科卒業
1995年5月琉球大学医学部麻酔科学教室入局
その後沖縄県立宮古病院、沖縄赤十字病院、小倉記念病院、浦添総合病院などに勤務
2001年11月現職の沖縄県立八重山病院勤務
2010年11月八重山毎日新聞にて「八重山病院データでムヌカンゲー」を連載スタート
本職は麻酔科医師。日本麻酔科学会専門医・指導医
座右の銘は「幸せはいつも自分の心が決める」
　　　　　　　　　　　　　　（相田みつを）

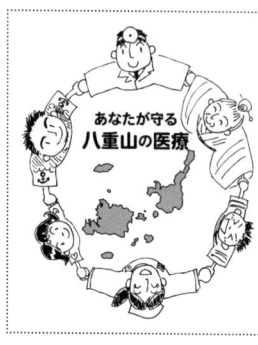

八重山の医療を守る郡民の会

　2011年3月3日に発足した八重山地域住民有志の会。「沖縄県立八重山病院をはじめ八重山の医療従事者や医療機関等を支え地域医療を守り発展させること」を会則の第1条に目的としている。県議会議員、石垣市長、竹富町長、与那国町長、各市町の議会議長を顧問とし、2012年3月10日現在、25団体、394人の個人が会員となっている。市民に対して「コンビニ受診を控えましょう」「かかりつけ医を持ちましょう」「ありがとうの心を広げましょう」といったキャッチフレーズを掲げ、様々な活動を展開している。
ホームページ　http://yaeyama-iryou.jp

八重山病院　データでムヌカンゲー

2012年4月20日　初版第一刷発行
2013年11月11日　　第二刷発行
著　　者　　上原真人
発　行　者　　宮城正勝
発　行　所　　(有)ボーダーインク
住　　所　　〒902-0076　沖縄県那覇市与儀226-3
電　　話　　098-835-2777
Ｆ Ａ Ｘ　　098-835-2840
印　刷　所　　株式会社 東洋企画印刷

ISBN978-4-89982-222-6
©Masato UEHARA, Printed in OKINAWA 2012